医学形态学实验教程

主　审　武胜昔

主　编　王亚云　杨　海　张海锋

副主编　吴菲菲　任婷婷　田　菲

编　者（按姓氏汉语拼音排序）

陈京浩　高　方　黄　静　黄云强　季乐乐　李　泽

李凯峰　李淑娇　李晓东　刘　慧　刘勃志　刘楠楠

罗婷婷　蒲雪茵　任婷婷　邵　琳　田　菲　王瑞青

王亚云　吴菲菲　吴有盛　杨　海　张海锋　张昆龙

赵湘辉

科学出版社

北　京

内 容 简 介

本书共4章，内容主要为实验室安全与行为准则、医学形态学实验、实验动物学实验、线粒体功能检测，旨在培养研究生实验室安全规范意识及动物实验操作技能。在简要介绍实验室安全与行为准则之后，重点介绍了医学形态学、动物繁育、动物行为学相关实验技术以及生物体重要细胞器线粒体相关功能指标检测技术。本书在内容安排上，力求涵盖科学研究的基本实验操作，为初学者或者从事基础医学研究人员提供帮助。

本书可供高等医药院校的研究生和相关专业人员使用，也可供基础、预防、临床、口腔等专业学生参考。

图书在版编目(CIP)数据

医学形态学实验教程 / 王亚云，杨海，张海锋主编. —北京：科学出版社，2023.11
　ISBN 978-7-03-076519-2

Ⅰ. ①医… Ⅱ. ①王… ②杨… ③张… Ⅲ. ①人体形态学–实验–教材
Ⅳ. ①R32-33

中国国家版本馆 CIP 数据核字（2023）第 189588 号

责任编辑：王锞韫 / 责任校对：宁辉彩
责任印制：张　伟 / 封面设计：陈　敬

科学出版社 出版
北京东黄城根北街 16 号
邮政编码：100717
http://www.sciencep.com

北京凌奇印刷有限责任公司 印刷
科学出版社发行　各地新华书店经销
*

2023 年 11 月第　一　版　开本：787×1092　1/16
2023 年 11 月第一次印刷　印张：8
字数：195 000

定价：55.00 元
（如有印装质量问题，我社负责调换）

前　言

　　研究生教育是培养创新型人才的重要途径。医学研究生是我国医学领域的储备力量，一名合格的医学研究生不仅要掌握过硬的临床技能，更要具备良好的学术能力。科学研究能力是整个学术能力培养的核心环节，而医学形态学是科学研究的关键技术。形态学研究可以观察组织细胞的发生发展，探究亚细胞器的超微世界，为阐明疾病的发病机制提供依据。医学形态学综合实验对提高研究生综合素质具有重要作用。

　　为进一步提升医学研究生的科学研究能力，提升医学形态学实验效率，我们针对基础、预防、临床、口腔等专业研究生培养需求，编写完成《医学形态学实验教程》一书。本教材涵盖实验室安全管理、医学形态学、实验动物学等内容，旨在培养研究生实验室安全规范意识及动物实验操作技能。

　　本教材共分四章三十三节。第一章共三节，为实验室安全与行为准则；第二章共十节，着重阐述医学形态学实验；第三章共十二节，阐述动物繁育以及动物行为学检测实验；第四章共八节，重点介绍生物体重要细胞器线粒体相关功能指标检测技术。本教材编者长期在科研一线工作，熟悉所有实验的操作，教材中融入编者的经验及体会，可为医学研究生提供帮助。

　　本教材虽力求准确，但由于我们的知识和能力有限，难免出现疏漏和不妥之处，恳请各位前辈和同行提出宝贵意见和建议。

编　者

2023 年 6 月

目　　录

第一章 实验室安全与行为准则

生命科学飞速发展，科学实验对于生命科学各个领域的研究和探索都不可或缺。然而，近年来由于操作者不遵守实验室安全与行为规范或不了解实验室有毒有害物品而引起的安全隐患事故层出不穷。因此，了解实验室安全与行为规范，明确实验室有毒有害试剂类型及应对措施，加强实验室安全管理，建立良好的实验操作习惯，对于科学实验顺利安全开展极其重要。

第一节 实验室的常见分类及管理原则

一、概　述

本教材根据空军军医大学基础医学院教学实验中心的实际情况，选取常见实验室进行讲解。

二、实验室管理总则

1. 实验室是教学科研的重要基地，实验室的安全管理是实验工作正常进行的基本保证。凡进入实验室工作、学习的人员，必须遵守实验室有关规章制度，不得擅自动用实验室的仪器设备和安全设施，不准在实验室吸烟、进食，不准随地吐痰。

2. 实验室内安全设施必须齐全有效。

3. 实验室供电线路应定期检查，及时维修。

4. 实验室要做好防火、防触电等工作。

5. 实验室要加强安全保卫工作，非实验室工作人员不得进入仪器保管室内。

6. 每日最后离室人员要负责检查水、电、门窗等有关设施的关闭情况，确认安全无误方可离室。节假日前各室人员应进行安全检查，并做好记录。

7. 对实验室存在的不安全因素，要及时向有关部门反映，对造成安全事故者，应根据情节轻重程度，按有关规定及时处理。

8. 实验室工作人员作为实验室安全防护的责任者，应随时随地按照本制度进行检查，做好安全防护工作。

9. 实验中如发生事故，应有急救措施，同时保护现场，并立即报告有关部门。

三、实验室分类与管理

（一）动物实验室

动物实验是指在实验室内，为了获得有关生物学、医学等方面的新知识或解决具体问题而使用动物进行的科学研究。动物实验的最终目的，就是要通过对动物本身生命现象的研究，进而推广到人类，探索人类的生命奥秘，破解人类疾病和衰老的秘密，解决临床治疗难题。

目前，常见实验动物有小鼠、大鼠、果蝇、斑马鱼、猴等。小鼠是目前应用最广泛、被研究得最详尽、品种最多的哺乳类实验动物，且转基因小鼠在当前的生命科学研究中占据重要的地位。实验动物一般要选择所研究的功能、结构、代谢及疾病性质与人类相似的动物，不同研究方向和目的所用的动物及动物模型不同。

1. 动物实验室概述　一般动物实验室主要包括动物饲养实验室、动物手术实验室及动物行为学检测实验室等。动物饲养实验室应该配备相应的管理人员，负责动物喂养管理的全面工作，管理人员应该掌握实验动物的生理、生态习性和基本的兽医专业知识。动物手术室一般需要提供相对洁净、无菌的操作环境，可以供操作者进行常规的动物手术、建立动物模型。动物行为学检测实验室包含水迷宫、旷场、疼痛行为学检测等多种动物行为学检测、分析设施，一般进行动物高级脑功能、运动功能、疼痛感觉异常等方面的研究。

2. 动物的喂养　动物喂养方面，以实验室最常见的小鼠、大鼠喂养为例，小鼠每笼不能超过 8 只，大鼠每笼不能超过 5 只；每日要观察动物生长状况及饮水瓶是否漏水、饮水和饲料是否足够；要及时处理漏水的笼子和饮水瓶、添加饲料；一般每周一、四为换笼时间（各实验室不同）；每个鼠笼都要装好适量的垫料，经高压灭菌后使用；每次换下的笼具及饮水瓶要及时清洗干净，消毒待用；废料要及时处理，防止污染环境；每次添加饲料放足 3～4 天的量；饮水使用酸化水（用盐酸调 pH2.8～3.0），饮用前加入适量的复合维生素 B；室内照明采用国家标准，昼夜比是 12h∶12h；实验的动物，要实行挂牌记录。

3. 动物保护原则　目前在国际上提倡给予动物保护四原则。①项目必要性原则：即禁止无意义滥养、滥用、滥杀实验动物；制止无科学意义和社会价值或不必要的动物实验。②3R 原则：Refinement（优化），优化动物实验方案以保护实验动物。Reduction（减少），减少动物使用数量。Replacement（替代），用低等级动物替代高等级动物；用非脊椎动物替代脊椎动物；用组织细胞替代整体动物；用分子生物学、人工合成材料、计算机模拟等非动物实验方法，替代动物实验。③动物福利原则：保证实验动物生存时包括运输中享有最基本的权利；享有免受饥渴、生活舒适自由的权利；享有良好的饲养和标准化的生活环境；各类实验动物管理要符合该类实验动物操作技术规程。④伦理原则：充分考虑动物的利益，善待动物，防止或减少动物的应激、痛苦和伤害。尊重动物生命，制止针对动物的野蛮行为，采取痛苦最小的方法处置动物；实验动物项目要保证从业人员的安全；动物实验方法和目的符合人类的道德伦理标准与国际惯例。

4. 动物尸体的处理　处死动物的方法：颈椎脱臼、过度麻醉致死等。主要原则为让动物痛苦最小化。

动物实验完毕后，将动物尸体及组织用塑料袋包装密封，集中处理。对于废弃动物，应当处死后再装入尸体袋中，集中处理。严禁将未经处死的活动物直接放入尸体袋中，或直接放入盛尸体的冰箱中。

（二）细胞实验室

细胞实验是进行离体科学研究中最常应用的方法，也是在众多实验中对于实验环境要求较为严苛的实验之一。是否为无菌环境、无菌操作关系到细胞实验开展的成败。因此，严格按照细胞实验室的管理规定进行实验对于自己和他人实验的顺利进行至关重要。

1. 细胞实验室概述　组织细胞培养技术与其他一般实验室工作的主要区别在于要求保持无菌操作，避免微生物及其他有害因素的影响。目前，超净工作台的广泛使用，很大程度上方便了组织细胞培养工作，并使一些常规实验室有可能用于细胞培养。细胞实验室一般应能进行六方面的工作：无菌操作、孵育、制备、清洗、消毒灭菌处理、储藏。

2. 细胞实验室的行为准则

（1）任何使用者均需管理人员同意并经一定培训后，方可进入细胞培养室。

（2）进入实验室必须换鞋及脱去其他实验室的工作服；在进行任何操作前，请先洗手或用75%乙醇进行手消毒。

（3）请养成预约使用超净工作台的习惯；要明确具体的使用时间并提前至少30min开启紫外线灯。

（4）严禁吸烟、饮水和进食（包括嚼口香糖等）。

（5）无菌操作是时时刻刻要记住的操作要诀。

（6）其他操作注意事项将在进入细胞培养室前的培训中加以讲解。

在细胞实验中，根据研究的目的可能需要对细胞系进行病毒浸染，在开展类似实验时尤其要注意生物安全管理原则。

（三）分子生物学实验室

生命科学的研究早已进入了分子水平，通过研究生物大分子（核酸、蛋白质）的结构、功能和生物合成等来阐明各种生命现象，从分子结构的分析到探究基因序列之谜也都和分子生物学紧密相连。

1. 分子生物学实验室概述　分子生物学是一门年轻的学科，从开始创立到如今，才短短70年。由于它的应用十分广泛，发展特别快，已形成了一套完整而成熟的基础理论和实验体系。分子生物学涉及的知识领域广泛，许多学科的新进展都与它有关，现代生化分子生物学技术多集中于生物大分子产品的定性、定量鉴定，所涉及的生物大分子主要是DNA、RNA和蛋白质。任何一个现代分子生物学研究项目所涉及的生物技术都是生化分析、分子操作及影像等多种技术的集合。基于种类繁多且原理复杂的实验技术，分子生物学相关实验的特点是：涉及实验仪器多，需要背景知识丰富，接触有毒试剂可能性大，出现安全隐患事故可能性大。因此，严格实验室管理对于分子生物学实验的开展尤为重要。

2. 分子生物学实验室常用仪器及使用注意事项　分子生物学实验室中常用仪器的使用不当，经常是造成实验室安全问题以及实验失败的重要原因之一。以最常见的离心机、PCR仪、Western blot仪器及微量移液器为例。

（1）离心机：是利用离心力对所研究对象进行分离的仪器，在分子生物学实验室非常常见。但其使用需要注意：选择合适的离心机和离心管；配平；一定要等到离心机到达设定转速后再离开；离心结束后，一定要看看是否有液体洒到离心机中。如果有，一定要清理干净；如果是低温离心，结束后一定要将离心机电源关闭，打开离心机上盖。

（2）PCR 仪：PCR 即聚合酶链反应，是进行核酸研究时最常用的手段。在实验室中使用 PCR 仪时要注意首先进行预约，包括实验室预计时间、样品数和所要进行的循环数等，以便实验室管理人员了解和排列实验顺序；PCR 完成后，及时将样品取走，或放入 4℃冰箱中。不要将 PCR 仪长时间设置在 4℃；完成实验后，要记得关电源，否则长期加热极易烧坏 PCR 仪主板。

（3）Western blot 仪器：Western blot 即蛋白质印迹法，是进行蛋白质定量等研究时的常用手段。在实验中需要注意以下几点：制胶玻璃板每次用完之后要立即清洗干净；安装胶板时要保证两块玻璃板下边水平；使用电泳槽和转膜槽时要看清正负极；转膜时要保证胶和膜的方向正确；用完电泳槽和转膜槽后要立即用清水泡上并清洗干净。

（4）微量移液器

1）标准操作：①按到第一挡，垂直进入液面几毫米。②缓慢松开控制按钮，否则液体进入吸头过速会导致液体倒吸入移液器内部而致吸入体积减小。③打出液体时贴壁并有一定角度，先按到第一挡，稍微停顿 1s 后，待剩余液体聚集后，再按到第二挡将剩余液体全部压出。

2）黏稠或易挥发液体的移取：在移取黏稠或易挥发的液体时，很容易导致体积误差较大。为了提高移液准确性，建议采取以下方法：①移液前先用液体预湿吸头内部，即反复吸打液体几次使吸头预湿，吸液或排出液体时最好多停留几秒。尤其对于移取体积大的液体，建议将吸头预湿后再移取。②采用反向移液法：吸液时按到第二挡，慢慢松开控制按钮，打液时按到第二挡，部分液体残留在吸头内。

3）常见的移液器使用错误操作：①吸液时，移液器本身倾斜，导致移液不准确（应该垂直吸液，慢吸慢放）。②装配吸头时，用力过猛，导致吸头难以脱卸（无须用力过猛，选择与移液器匹配的吸头）。③平放带有残余液体吸头的移液器（应将移液器挂在移液器架上）。④用大量程的移液器移取小体积样品（应该选择合适量程范围的移液器）。⑤直接按到第二挡吸液（应该按照上述标准方法操作）。⑥使用丙酮或强腐蚀性的液体清洗移液器。

（四）形态学实验室

1. 形态学实验室概述 形态学的研究手段主要有化学方法和显微技术。化学方法主要包括放射自显影及组织化学法，这些方法能了解各种化学成分（如糖原、蛋白质、DNA、RNA 和酶等）在生物组织中的位置。显微技术发展很快，先后出现的光学显微镜、相差显微镜、偏光显微镜、荧光显微镜和电子显微镜大大推动了生物形态学研究的发展。此外，与之相适应的技术（如超薄切片、冰冻断裂、冰冻蚀刻等）也给形态学的研究带来了很大的方便，使得人们得以深入探索细胞细微结构的各个方面。随着显微镜及其他技术的发展，形态学研究的领域已由宏观一直伸展到大分子水平。在研究生学习和实验期间，接触的形态学实验一般包括普通 HE 染色、免疫组织化学、免疫荧光、电镜等技术，主要通过染料或荧光素的结合观察细胞、组织的形态变化或分子分布。

2. 常用显微镜类型及使用原则

（1）普通光学显微镜

基本操作步骤：打开光源，放置标本玻片；调整光源强弱；一手握镜臂，一手扶镜座，两上臂紧靠胸壁；调整焦距，用单筒显微镜观察标本，应双眼同时睁开，左眼观察物像，右眼用以绘图，左手调节焦距，右手移动标本或绘图。

注意事项：a. 观察带有液体的临时标本时要加盖玻片，以免液体污染镜头和显微镜。b. 禁止随意拧开或调换目镜、物镜和聚光器等零件。c. 调节焦距时，粗、细螺旋要配合使用，细螺旋不能单方向过度旋转，要从侧面注视镜筒下降，以免压坏标本和镜头。d. 当使用物镜 100 倍时，需要油镜观察样品，使用结束后要随即用二甲苯将油镜镜头和载玻片擦净，以防物镜镜头沾上香柏油；二甲苯有毒，使用后马上洗手。

（2）普通荧光显微镜

基本操作步骤：打开高压汞灯的电源控制箱开关；插入挡光板，中断光路；预热 5～10min；将载有样品的载玻片放到载物台上；通过粗、细螺旋调整焦距；打开与显微镜连接的计算机，点击数码成像系统软件，采集数码图像。

注意事项：a. 因观察荧光使用的光源为高压汞灯，其中发出的光为紫外光，对人眼有损害作用，故必须安装紫外防护罩。b. 为延长汞灯寿命，打开汞灯后不可立即关闭，以免汞蒸发不完全而损坏电极，一般需要等 15min 后才能关闭。c. 汞灯熄灭后待完全冷却才能重新启动，否则灯内汞蒸气尚未恢复到液态，内阻极小，再次施加电压，会引起短路，导致汞灯爆炸。这样不仅损坏电器，而且引起汞蒸气溢出，导致工作室污染。故关闭汞灯之后，不能马上再次打开，必须等待至少 30min。d. 高压汞灯工作时会散发大量的热量，因此，工作环境温度不宜太高，必须有良好的散热条件。e. 汞灯的使用寿命为 200～300h，在电源控制箱上有时间累计计数器，使用者要记录累计小时数，达到 300h 时需更换新灯泡，否则亮度不够，影响观察。

（3）激光扫描共聚焦显微镜

基本操作步骤：a. 开启仪器电源及光源：一般先开启显微镜和激光器，再启动计算机，然后启动操作软件，设置荧光样品的激发光波长，选择相应的滤光镜组块。以便光电倍增管检测器能得到足够的信号结果。使用汞灯的注意事项同普通荧光显微镜。b. 设置相应的扫描方式：在目视模式下，调整所用物镜放大倍数，在荧光显微镜下找到需要检测的细胞。切换到扫描模式，调整双孔针和激光强度参数，即可得到清晰的共聚焦图像。c. 获取图像：选择合适的图像分辨率，将样品完整扫描后，保存图像结果即可。d. 关闭仪器：仪器测定样品结束后，先关闭激光器部分，计算机仍可继续进行图像和数据处理。若要退出整个激光扫描共聚焦显微镜系统，则应该在激光器关闭后，待其冷却至少 10min 后再关闭计算机及总开关。

注意事项：a. 仪器周围要远离电磁辐射源；b. 环境无振动，无强烈的空气扰动；c. 室内具有遮光系统，保证荧光样品不会被外源光漂白；d. 环境清洁；e. 控制工作温度在 5～25℃。

3. 形态学实验室行为准则　开展形态学实验时需要注意：每位实验者需在指定实验区域做特定实验；不同实验区物品不得混用，不得随意摆放；有毒液体（如二氨基联苯胺、二甲苯等）需倾倒入指定废液桶中；涉及挥发性有毒物品实验时需在通风橱内操作；实验结束后及时清理桌面；公用试剂及物品用完时，及时和实验管理员联系；每天最后一位离开实验室的人员，应检查各仪器设备关闭情况。

除了以上所提及的实验室，在不同的研究单位还有其特有的其他类型实验室，其中也根据其不同的实验特点和要求存在相应不同的实验室管理原则，需要在实验前认真学习、正确对待。

第二节 实验室的安全总则

一、概　述

实验室安全工作是防止实验过程中安全事故发生的预防性工作，也是基础性工作，其目的就是培养实验室人员和学生养成良好的实验习惯，树立良好的实验室安全意识。实验教学设施、设备上的安全隐患往往是从实验室人员和学生思想上的大意开始的，开展经常性的形式多样的实验室安全教育，营造重视实验室安全的氛围，提高实验室人员和学生的安全意识，是防止实验室安全事故发生的有效途径。

实验室安全主要包括：实验人员安全；实验对象安全；实验场地安全。常见安全隐患包括消防安全隐患（电路失修，设备温度过高，易燃物品的保存不恰当）及实验试剂安全隐患等。其中由于实验室的特殊性质和功能，实验试剂安全隐患问题尤为突出。

二、实验室一般安全原则

实验室是研究人员进行科学研究的公共场所，各种安全隐患不容小觑，安全的底线绝对不能碰触。实验室安全当警钟长鸣，近年来我国高校和研究所发生了数起因为实验室安全漏洞引发的事故，比起财物损失，更重要和无价的是研究人员的生命安全。

（一）安全用水

1. 上、下水管　水龙头或水管漏水时，应及时修理；下水道排水不畅时应及时疏通。

2. 冷却水　输水管必须使用橡胶管，不得使用乳胶管；上水管与水龙头的连接处及上水管、下水管与仪器或冷凝管的连接处必须用管箍夹紧；下水管必须插入水池的下水管中。

3. 超纯水　应该按照"操作过程"严格操作；取水时应注意及时关闭水开关，防止溢流。

（二）安全用电

1. 一般事项

（1）连线：仪器连线必须使用带有接地的三根线的护套线，不可使用普通的塑料脚线。严禁私拉乱扯。

（2）接地：仪器应有良好的接地，以提高仪器运行的稳定性及安全系数。

（3）维修：维修仪器时必须切断电源，方可拆机修理。

（4）墙电：需要对墙电进行维修、改造时，必须由持有电工证的专业电工进行操作。

（5）检查：如遇线路老化或损坏应及时更换。

（6）触电：马上采取断电或绝缘脱离，送急救处理。

2. 防止触电 不用潮湿的手接触电器；电源裸露部分必须有绝缘装置；电路出现问题时，不要自行处理，应请专业人员解决。

3. 防止用电引火 使用的保险丝要与实验室允许的用电量相符；电线的安全通电量应大于用电功率；如遇电线起火，应立即切断电源，用沙或二氧化碳灭火器灭火，禁止用水或泡沫灭火器灭火；用电时插头和插座必须结实，如果松动或有打火声响，必须更换插座。

4. 防止短路 线路中各接点应牢固，电路元件两端接头不要互相接触，以防短路；电线、电器不要被水淋湿或浸在导电液体中；插电或打开电器出现跳闸时，必须查明原因并解决后，才能再接电。

（三）高压蒸汽灭菌器

实验室的高压蒸汽灭菌器俗称"高压消毒锅"，一般要有专人操作，未经培训不能使用；不能用高压消毒锅消毒任何有破坏性材料和含碱金属成分的物质。消毒这些物品将会导致爆炸或腐蚀内胆和内部管道，以及破坏垫圈；在打开盖子前，确定压力已降到 0；检查盖子的垫圈有无异物粘连，如有异物要及时清除，否则会导致蒸汽泄漏；使用配套的篮筐于灭菌器中；高压过程中，以及高压结束后取物品时注意防止烫伤；高压过程中如有异常情况，如异响、气味、冒烟，应立即切断电源，并联系工程师，排除异常后再继续使用。

（四）安全用气

1. 搬运 搬运或转动充气钢瓶时，使用专用的运输工具。

2. 安装 安装时螺扣应拧紧，并检查是否漏气。

3. 使用 开启钢瓶时，逆时针方向为开，先开总阀，后开减压阀；关闭钢瓶时，顺时针方向为关，先关总阀，后关减压阀；保护气嘴时，用扳手夹紧气嘴后再开总阀。

4. 安全 瓶内的气体不可用尽，以防重新充气时发生危险。惰性气体，应剩余 0.05MPa 以上压力的气体；可燃气体，应剩余 0.2MPa 以上压力的气体（氢气，应剩余 2.0MPa 以上压力的气体）。

5. 存放 不同的气体应该分类分处保管，直立放置时要放置稳当；气瓶要远离热源；避免暴晒和强烈震动；一般实验室内存放的气瓶量不得超过两瓶；可燃性气体与氧气瓶不能同存一处。

（五）化学试剂

1. 储存 实验室应该只保存满足日常使用量的化学品，不得储存过量化学品，遵循用多少领多少的原则。储存挥发性危险化学品的实验室必须安装通风装置。爆炸物品不准和其他类物品同储。所有化学品都应有清晰的标识或标签，互不兼容的化学品应分类存放，防止相互作用而发生爆炸和火灾。

2. 使用 实验室和个人应熟悉所使用化学品的性质，进入实验室的人员要经过安全教育和培训，掌握相应的实验技能和安全知识后方可参与相关实验操作。化学品使用前要进行必要的危险度评估、制订实验方案及其应急防范措施，尤其是使用易燃易爆品、剧毒气体，从事危险性较大的实验时，应严格遵守有关规章。实验操作人员必须严格做好个人防护，操作时应戴防护眼镜、穿戴工作服及手套等其他相应的防护用具。实验期间严禁人员脱岗。过夜、加热、低温、压力和有毒危险性实验必须有相关的操作规程，并以国家和行业的相应规定为标准，严格执行。使用易挥发、易燃、易爆、有毒化学品或暂时难以确定危险性又急需实验的化学品，应在有安全防护设备的通风橱中小心操作，防止意外事故。实验室及其相关区域禁止吸烟和违章使用明火。实验室应建立危险化学品工作场所事故应急处理方案，配置应急洗眼器、紧急喷淋装置、灭火装置和一些常用化学毒物意外中毒时的应急解毒药；必要时，可以组织相关人员进行演练。

3. 泄漏处理

（1）化学品的少量泄漏：若化学品洒、漏到地面或实验台面，应立即做好个人防护，收集洒、漏试剂，再根据其性质进行无害化处理并形成记录。如氰化钠洒、漏，可使用过量次氯酸钠溶液进行处理，放置 24h，或用硫代硫酸钠水溶液浇在污染处并用热水、冷水冲洗等方式进行无害化处理。如洒、漏物是三氧化二砷，可用碱水或氢氧化铁解毒，再用水冲洗等方式进行无害化处理。实验人员误吸入有毒有害气体，应立即将患者转移到空气清新、通风良好的地方使其平躺并保暖，并保持安静；若呕吐，须及时清除呕吐物，以确保呼吸道畅通，同时充分输氧。误吸二氧化硫、二氧化氮、硫化氢、氨气，需将患者移到空气新鲜的地方保持安静。实验人员将危险化学品或其溶液溅、洒、滴、漏到皮肤，应采用相应的紧急处理措施（如盐酸、硝酸等强酸溅到皮肤时紧急喷淋 15min；有些强酸若溅到皮肤，立刻用水冲洗会产生中和热而有扩大伤害的危险，如硫酸溅洒，需先用碳酸氢钠之类稀碱液或肥皂液进行洗涤，然后再用水冲洗）。强碱沾着皮肤时，应立刻用水冲洗至皮肤不滑，再用经水稀释的乙酸或柠檬汁等进行中和。实验人员将危险化学品溅入眼睛，应立即撑开眼睑用水连续洗涤 15min 以上，再去医院就诊。

（2）化学品的大量泄漏：当发生大量化学品泄漏时，应采用简单有效的应急措施和消除方法。应该迅速报警，疏散有关人员，隔离污染区；如果泄漏物是易燃、易爆性的，在清除之前必须切断火源，包括关闭该房间中以及相邻区域的煤气，并关闭那些可能产生电火花的电器；按照要求对应急处理人员进行防护；根据泄漏物的性质和泄漏现场采取处理措施，有些物质不能直接接触，有些物质可用沙土吸附，有些物质可喷水雾减少挥发，有的则不能喷水，有些物质需要冷却、防震；根据化学品的物态（气、液、固）及其危险性（燃爆特性、毒性）和环保要求采取具体的消除方法。

4. 废弃处置 各实验室内有害气体、污水、废液应经适当的无害化处理后才能排放，不许直接将废弃化学品倒入下水道。不能进行无害化处理的废弃化学品应进行分类收集，妥善储存，容器外加贴标签，注明废弃物内容和品名，容器应密闭可靠，不破碎泄漏。过氧化物与有机物，氰化物、硫化物、次氯酸盐与酸，盐酸、氢氟酸等挥发性酸与不挥发性酸，铵盐、挥发性胺与碱不能互相混合。对硫醇、胺等会发出臭味的废液和会释放氰、磷化氢等有毒气体的废液，以及易燃性大的二硫化碳、乙醚之类的废液，要加以适当处理，防止泄漏，并应尽快进行处理。含有过氧化物、硝化甘油之类爆炸性物质的废液，要谨慎操作，并应尽快处理。

（六）麻醉药品

动物实验中可能会用到各种静脉或吸入式麻醉剂，对于麻醉药品的管理和使用，必须严格管控。不得配制国家管制范围内的麻醉药品制剂，不得外借使用；不得自行处理报废麻醉药品；选政治素质好、职业道德品质高、法纪观念强、熟悉业务的人员专管麻醉药品；专柜加锁保管；专册登记购买和使用记录；严格遵循保密要求：实验室人员不得在非保密的场合谈论本单位麻醉药品的储存品种、数量、存储位置、专管人员，以防犯罪分子趁机作案。

（七）生物防护

实验室生物安全是指工作人员所处理的实验对象含有致病的微生物及病毒，通过在实验室设计、使用防护装置，从标准化操作程序和规程方面采取综合措施，以确保实验工作人员的安全。

1. 建立生物安全设施　实验室设计原则及基本要求应有专门设计以确保存储、转运、收集、处理和处置危险物料的安全。实验室内环境参数应符合工作和卫生等相关要求。动物实验室还要考虑对动物呼吸、排泄、毛发、抓咬、挣扎、逃逸、实验、饲养、尸体处置等过程产生的潜在生物危险的防护。不同防护水平等级的实验室还要符合相应的不同的设计原则和基本要求以及设备要求，如实验室的平面布局、供水供气系统、照明系统、污物处理及消毒灭菌系统、自控监视与报警系统等都要符合规划和标准。

2. 树立生物安全意识　所有实验工作人员都应做到按程序办事。要真正懂得，病原微生物特别是高致病性病原微生物实验室内操作的任何疏忽、失误都可能造成难以弥补的损失。如果发生病原微生物感染，首先损害实验室工作人员的健康和生命，如果再传播到社会上，还将危及群众的健康和生命安全，造成难以挽回的损失和恶劣声誉。实验室工作人员不仅要对自己和单位负责，更要有强烈的安全意识和高度的责任感。保证实验室安全，需要长期坚持不懈，需要有变成科研人员的意识。

3. 学习生物安全知识　通过学习培训，使研究人员掌握实验室个人防护装备的正确使用方法。护目镜、眼罩、口罩、面罩、工作帽罩、防毒面具、手套、工作服、防护服、隔离服、呼吸保护装置及正压气体供应工作服等通常和生物安全柜结合使用。掌握实验室常规仪器设备的维护保养、操作方法及注意事项。实验室内常见的培养箱、干烤箱、冷藏箱、低温冰箱、高压灭菌锅、冷冻离心机、生物安全柜等仪器设备，应严格按照相关的操作程序进行作业和维护，同时掌握常规仪器出现异常情况时应采取的紧急措施。掌握实验室清洁和消毒及废弃物的处理方法，实验室的消毒处理要遵循及时消毒、彻底消毒、有效消毒的原则。实验室的废弃物不能视为生活垃圾，应做专门处理，同时还应分清可反复使用和一次性使用材料的分类处理。

4. 遵循生物安全管理　认真贯彻执行本地在本单位制定的管理措施。作为从事病原微生物实验活动的实验室要建立健全实验室生物安全管理体系和管理程序，包括管理的组织、管理责任、个人责任、安全管理体系文件、文件控制、安全计划、安全检查、不符合项的识别和控制、纠正措施、预防措施、持续改进、内部审核、管理评审、实验室人员管理、实验室材料管理、实验室活动管理、实验室内务管理、实验室设施设备管理、废物处置、危险材料运输、应急措施、消防安全、事故报告等。而且一定把实验室管理体系、管理程序及各项管理要求落实在日常工作中，使之成为实验室研究工作人员的自觉行为和日常习惯。

实验室安全口诀

水火无情，人命关天，安全第一，牢记心田。
一防水患，二防火险，三防爆炸，四防触电。
实验之前，准备在先，防护用品，一应俱全。
实验之中，不得擅离，及时观察，预防突变。
加热过夜，最是危险，确需如此，要五保险。
调压变压，使用继电，硅油热包，用作热源。
不准回流，不开水冷，温度恒定，方可安眠。
使用电器，先查电线，防止短路，防止漏电。
慎用煤气，小心引燃，远离溶剂，远离实验。
明火加热，通风在先，高压气瓶，放稳放远。
箱内容器，一定盖严，要放平稳，务贴标签。
剧毒试剂，专人领取，金属钾钠，存放专点。
各种溶剂，勿储太多，存于阴处，入夏尤然。
残渣废液，不可入池，分门别类，各归其天。
实验室内，保持整洁，不能用膳，不准抽烟。
最后离室，是个关键，水电气窗，闸销复原。
灭火用具，经常检查，急救药品，常备手边。
遇有险情，先断电源，报警号码，随处可见。
此诀牢记，认真实践，胆大心细，以保安全。

三、实验室常见有毒试剂

1. 实验室中毒概述 在实验室内，只有熟悉有毒试剂的毒性原理，才能有针对性地制定相应应急处置预案和急救措施，确保实验人员的人身安全。通常我们常用到的有毒物质进入人体内有以下几种方式：

（1）经皮肤黏膜吸收：多数毒物不会被健康的皮肤吸收，而脂溶性毒物可经过皮肤黏膜进入。

（2）经呼吸道吸入：气体毒物如硫化氢、一氧化碳等易从呼吸道吸收。

（3）经胃肠道吸入：有些毒物能从口腔黏膜、胃黏膜吸收，进而发挥毒性作用。

（4）经眼、耳、胸膜腔、直肠等进入：毒气、腐蚀性毒物可侵入眼、耳等，很快进入血液循环。

（5）经皮下注射、静脉注射等进入：毒物经皮下、静脉注射后发挥毒性作用更快。

当毒物以不同的方式进入人体后，会通过以下几个方面对呼吸、循环、消化、神经系统等产生不同的伤害。①局部反应：是毒物直接接触局部皮肤、黏膜引起的反应。②反射作用：多数毒物能刺激黏膜和皮肤的感觉神经末梢，通过神经、体液等反射性地影响整个机体。③吸收作用：毒物被吸收进入血液循环，在代谢过程中表现出来。④蓄积作用：有些毒物侵入人体后，储存在肝、肾、脑等器官，进而引起后续损害。

2. 常见有毒试剂介绍及应对原则 下面我们对实验室中常见有毒试剂的毒性原理、中毒表现及其急救措施做一简要介绍，以便更好地指导我们实验工作，做到防患于未然。

（1）溴化乙锭（$C_{21}H_{20}N_3Br$，EB）

性质	无色、有强烈刺激性气味、易挥发，是一种致癌剂
毒性	强诱变剂、中度毒性
注意	通风橱中配制，接触时需戴手套，勿将该染色剂洒在桌面及地上，凡是沾有 EB 的器皿或物品，必须经专门处理后才能进行清洗或弃去。棕色瓶保存
处置预案	对于 EB 浓度大于 0.5mg/ml 的溶液，可做如下处理： • 将 EB 溶液用水稀释至浓度低于 0.5mg/ml • 加入一倍体积的 0.5mol/L KMnO$_4$，混匀，再加入等量的 25mol/L HCl，混匀，置室温数小时 • 加入一倍体积的 2.5mol/L NaOH，混匀并废弃 EB 含量小于 0.5mg/ml 的溶液可做如下处理： • 按 1mg/ml 的量加入活性炭，不时轻摇混匀，室温放置 1h • 用滤纸过滤并将活性炭与滤纸密封后丢弃

（2）甲醛（HCHO）

性质	无色、有强烈刺激性气味、易挥发，是一种致癌剂
毒性	甲醛对眼和皮肤具有强烈的刺激作用，对呼吸道有刺激作用
中毒症状	吸入甲醛蒸气，有头痛、灼烧痛、流泪、气促、窒息感、气管炎等。过敏患者可出现面部红肿、支气管哮喘等症状。长期接触甲醛，易出现哮喘样症状，皮肤发红、干燥及各种皮疹甚至坏死
急救措施	口服中毒者：立即用 0.1%~0.2%氨水洗胃，然后注入 30%活性炭的混悬液，再用硫酸镁导泻。服蛋清、牛奶、豆浆等以保护胃黏膜 皮肤污染后：用清水冲洗，再以肥皂水或 2%碳酸氢钠溶液冲洗干净。严重过敏反应者，予氢化可的松 100~200mg 或地塞米松 5~10mg 静脉滴注，口服抗组胺药如苯海拉明 25~50mg/次，每日 3 次 吸入中毒者：立即移至空气新鲜处，给予淡氨气吸入，吸氧

（3）乙醚（$C_4H_{10}O$）

性质	无色、透明、高度挥发，遇明火、高热极易燃烧爆炸，并有特殊气味的液体。化学性质不稳定，日光下接触空气，易形成爆炸性过氧化乙醚。应小心使用。广泛用作麻醉剂
毒性	乙醚主要作用于中枢神经系统，可引起全身麻醉。对呼吸道有轻微的刺激作用。乙醚经呼吸道吸入，在肺泡很快被吸收，由血液迅速进入脑和脂肪组织中。乙醚对人的麻醉浓度为 3.6%~6.5%，超过 10%可引起生命危险。大鼠吸入的 LC$_{50}$ 为 73 000ppm/2h，小鼠吸入 LC$_{50}$ 为 31 000ppm/30min
中毒症状	急性吸入乙醚后，早期出现兴奋，继而嗜睡、呕吐、脸色苍白、脉率减少；暂时性头痛，呼吸道刺激症状及胃肠道功能紊乱、轻度肝功能异常。长期及反复接触可以引起皮肤干燥并引起刺激，对中枢神经系统有抑制作用
急救措施	1. 迅速脱离现场至空气新鲜处 2. 保持呼吸通畅，如有必要及时输氧或给予人工呼吸 3. 眼睛接触时，立即用流水或生理盐水冲洗 5min 以上 4. 皮肤接触者脱去被污染衣服，用肥皂水和清水彻底冲洗 5. 严重者立即就医

（4）十二烷基硫酸钠[$CH_3(CH_2)_{11}OSO_3Na$，SDS]

性质	白色或浅黄色结晶或粉末。在湿热空气中分解。易溶于水，溶于热醇。与阴离子、非离子配伍性好，是阴离子表面活性剂。具有良好的乳化、发泡、渗透、去污和分散性能
毒性	对黏膜和上呼吸道有刺激作用，对眼和皮肤有刺激作用，可引起呼吸系统过敏性反应
急救措施	皮肤接触：脱去污染的衣服，用大量流动清水冲洗
	眼睛接触：提起眼睑，用流动清水或生理盐水冲洗
	吸入：脱离现场至空气新鲜处。如呼吸困难，吸氧
	食入：饮足量温水，催吐。就医

（5）二甲基亚砜（DMSO）

性质	无色无臭吸湿性液体，是溶于水又溶于有机溶剂的极为重要的非质子极性溶剂。DMSO 是一种透皮促进剂，能够降低细胞冰点，减少冰晶的形成，减轻自由基对细胞的损害，改变生物膜对电解质、药物、毒物和代谢产物的通透性
毒性	一般 DMSO 对人体无毒。但是现代研究表明，DMSO 可与蛋白质疏水基团发生作用，导致蛋白质变性，具有血管毒性和肝肾毒性
中毒症状	吸入：高浓度挥发可能导致头痛、晕眩和镇静
	皮肤：DMSO 与沾有水的皮肤接触会产生热反应，能够灼伤皮肤并使皮肤有刺痛感，如同皮疹及水疱一样
	吸收：吸收危险性很低
使用注意事项	1. 远离火源、禁止吸烟，不要吸入蒸气或雾气，避免其与眼睛、皮肤、衣服接触
	2. 燃烧 DMSO 会产生一种有毒气体（氧化硫）。需戴上手套、呼吸器具
	3. 用的时候要避免其挥发，要准备 1%～5%的氨水备用，皮肤沾上之后要用大量的水洗以及稀氨水洗涤
	4. 要避免接触含有毒性原料或物质的 DMSO 溶液，因 DMSO 可能会渗入肌肤，在一定条件下会将有毒物质带入肌肤

（6）丙酮（C_3H_6O）

性质	无色透明液体，易挥发、易燃，有特殊的愉快气味。蒸气能与空气混合形成爆炸性混合物，遇明火、高温易引起燃烧。基本的有机原料和低沸点溶剂
毒性	低毒类：主要经呼吸道和消化道吸收，也可缓慢经皮肤吸收。作用于中枢神经系统，具有麻醉作用，对肝、肾、胃等也可能有损害。蒸气对眼睛及呼吸道有刺激作用，吸入血后迅速分布到全身
中毒症状	①流泪、畏光及角膜上皮浸润等眼刺激症状；②中枢神经系统抑制和麻醉，头痛；③恶心、气促、痉挛甚至昏迷；④长期接触会致头晕失眠、意识减退
急救措施	1. 迅速脱离现场至空气新鲜处，保持呼吸道畅通；如呼吸困难，吸氧或给予人工呼吸，并立即就医
	2. 皮肤接触，立即脱去被污染的衣服，并用大量流动的清水进行冲洗，至少 15min；严重者立即就医
	3. 如果眼睛接触，立即翻开眼睑，并用大量流动的清水或生理盐水冲洗，至少 15min；严重者立即就医
使用注意事项	①储存于阴凉、通风的仓间内；②最高仓温不宜超过 30℃，远离火种、热源，防止阳光直射；③应与氧化剂等分开存放；④包装必须密封

（7）强碱中毒的应急处理方法

1）吞食时立刻用食管镜观察，直接用 1%的乙酸溶液将患部洗至中性。然后，迅速饮服 500ml 稀的食用醋（1 份食用醋加 4 份水）或鲜橘子汁将其稀释。

2）沾着皮肤时，立刻脱去衣服，尽快用水冲洗至皮肤不滑。接着用经水稀释的乙酸或柠檬汁等进行中和。但是，若沾着生石灰时，则用油之类的物质先除去生石灰。

3）进入眼睛时撑开眼睑，用水连续洗涤 15min。

（8）强酸中毒的应急处理方法

1）吞服时立刻饮服 200ml 氧化镁悬浮液，或者氢氧化铝凝胶、牛奶及水等迅速把毒物稀释。然后，至少再食十几个打融的蛋作缓和剂。因碳酸钠或碳酸氢钠会产生二氧化碳气体，故不要使用。

2）沾着皮肤时用大量水冲洗 15min。如果立刻进行中和，会因产生中和热而有进一步扩大伤害的危险。因此，经充分水洗后，再用碳酸氢钠之类的稀碱液或肥皂液进行洗涤。此外，也可以用镁盐和钙盐中和。

3）进入眼睛时撑开眼睑，用水洗涤 15min。

第三节　实验室的行为准则

一、实验室日常行为准则

1. 妥善保管实验室出入钥匙或磁卡，不得私自转交他人。

2. 实验室内禁止吸烟、用餐，保证通风洁净。

3. 如果有同学或朋友来访，请将来访者引入会客室或其他地方进行交谈。

4. 在指定的实验台和办公桌上进行实验和办公，未经许可禁止占用他人实验台和办公桌。

5. 实验室公共物品，用完后请放回原处，摆放整齐。

6. 冰箱或冰柜里存放的物品用完后需及时处理。实验室管理人员将定期清理无标识和过期的样品。

7. 实验室使用有毒物质或进行会产生有危害气体的实验时，应在通风橱内进行。

8. 实验过程中所产生的固体类垃圾分类丢弃于相应的垃圾桶中，禁止将液体类垃圾倾倒于固体垃圾桶中。

9. 最后一名离开实验室的人员记得关灯并检查水电。

二、实验室良好操作习惯

1. 养成良好的实验习惯　实验开始和实验结束，清洁自己的实验台：每天实验开始前用清水或 75%乙醇清洁自己的实验台；同样，实验结束后，用 75%乙醇再次清洁自己的实验台，并好好洗手。

2. 每天实验有规划　用一张纸，写下一天大致需要实验的内容、安排及相应的实验步骤；实验过程中随时记下自己想记的任何事情。

3. 实验耗材有节制　避免无计划地大量配制实验用品，造成浪费。实验前精打细算，实验时井井有条。

4. 个人装备齐全　实验室个人实验材料的准备：实验者应当配置一套够自己使用的试剂等实验用品，并注明详细的信息，这是保证实验稳定的一个重要因素。禁止未经许可使用他人的实验试剂和用品；禁止将公共实验用品据为己有。

5. 遇到问题勤请教 遇到问题,不要想当然地认为它应该怎样;主动询问其他人,事情就会变得很简单了。实验过程中遇到任何困难、意外或不解之问题,请立即停止实验和操作,向实验室管理人员咨询,待问题解决后,方可继续实验。

实验室的安全操作与日常行为管理是一项系统工程,也是一项需要长期养成和注意的工作。实验室的安全和日常管理较为复杂,但是只要实验室内每一名人员都能坚持按照管理原则和行为规范进行操作实验,便能将事故的可能降至最低、将实验室的效率提升至最高,能够让科研成果在安全和谐中产生。

(王亚云 李 燕 刘楠楠 吴有盛 邵 琳 杨 海)

第二章　医学形态学实验

第一节　蛋白质印迹法

一、实验原理

蛋白质印迹法（Western blot，WB）是分子生物学、生物化学和免疫遗传学中常用的一种实验方法。其采用的是聚丙烯酰胺凝胶电泳，被检测物是蛋白质，"探针"是抗体，"显色"用标记的二抗。经过 SDS-聚丙烯酰胺凝胶电泳（SDS-PAGE）分离后的细胞或组织总蛋白质从凝胶转移到固相支持物硝酸纤维素膜（NC 膜）或聚偏二氟乙烯（PVDF）膜上，以非共价键形式吸附蛋白质，且能保持电泳分离的多肽类型及其生物学活性不变。以固相载体上的蛋白质或多肽作为抗原，与对应的抗体起免疫反应，再与酶或同位素标记的第二抗体起反应，经过底物显色或放射自显影以检测电泳分离的特异性目的基因表达的蛋白质成分。该技术广泛应用于检测蛋白质的表达水平。

二、实验材料

实验材料：动物组织或者贴壁细胞。

组织的准备：取实验区域组织，置于 1.5ml 离心管中，放于–80℃下保存备用。

贴壁细胞的准备：取 6 孔板中的细胞，预冷的 PBS 清洗 3 次，放于–80℃下保存备用。

三、实验试剂

RIPA 裂解液，蛋白酶抑制剂，磷酸酶抑制剂，聚丙烯酰胺，十二烷基硫酸钠（sodium dodecylsulfate，SDS），Tris（三羟甲基氨基甲烷），过硫酸铵，四甲基乙二胺（TEMED），甘氨酸，β-巯基乙醇，磷酸盐缓冲液（phosphate buffer saline，PBS），考马斯亮蓝，异丙醇，甲醇，浓盐酸，冰醋酸，BCA 试剂盒，丽春红染色液，吐温 20（Tween-20），溴酚蓝，甘油，抗体等。

四、实验时间安排

实验时间安排见表 2-1-1。

表 2-1-1　实验时间安排

序号	实验	时间	备注
1	提取蛋白/定量	4h	提取蛋白、定量、煮沸蛋白后放置–80℃下备用
2	SDS-PAGE	36h	上样、跑胶、孵育抗体、发光需要大约 2 天时间，需要连续进行，根据实验合理安排时间

五、实 验 方 法

1. 样品的制备

（1）弃去 6 孔板中的培养液，用预冷的 PBS 清洗 3 次，尽量吸干残留液体。

（2）加入 150～250μl/孔 RIPA 裂解液，轻轻晃动，使所有细胞都接触到裂解液，于冰上放置 20～30min。注：RIPA 裂解液中需要加入蛋白酶抑制剂和磷酸酶抑制剂。

（3）用细胞刮或者 1ml 枪头吹打细胞，转移至预冷的 1.5ml 离心管中，4℃，10 000g 离心 5min，取上清，转移到另一个新的 1.5ml 离心管中。

2. BCA 蛋白定量法　BCA 工作液：A 液∶B 液=50∶1。

稀释标准品 BSA 2mg/ml 见表 2-1-2。

表 2-1-2　标准品 BSA 稀释梯度

BSA 量（ml）	0	1	2	4	8	12	16	20
BSA 浓度（mg/ml）	0	0.1	0.2	0.4	0.8	1.2	1.6	2
RIPA 裂解液（μl）	20	19	18	16	12	8	4	0
BCA 工作液（μl）	200	200	200	200	200	200	200	200

样品稀释（2 倍、4 倍、5 倍、10 倍不等）见表 2-1-3。

表 2-1-3　样品稀释梯度

稀释倍数	2	4	5	10	…….
样品（μl）	10	5	4	2	…….
RIPA 裂解液（μl）	10	15	16	18	…….
BCA 工作液（μl）	200	200	200	200	…….

样品 37℃孵育 30min，使用酶标仪读取波长 562nm 处的吸光度值（optical density，OD 值），制作标准曲线，计算样品浓度。根据样品浓度，加入适量 5 倍上样液（5×loading buffer），β-巯基乙醇，开水煮沸 10min，冷却至室温后放于–80℃下长期保存，具体配方见表 2-1-4、表 2-1-5。

表 2-1-4　6×loading buffer 配方

序号	组成	使用量
1	0.5mol/L Tris-HCl（pH6.8）	30ml
2	SDS	5g
3	甘油	15ml
4	溴酚蓝	0.1g
5	去离子水（ddH₂O）	定容至 50ml

表 2-1-5　5×loading buffer 的配方

序号	组成	使用量
1	6×loading buffer	1ml
2	β-巯基乙醇	200μl

3. SDS-PAGE

（1）安装玻璃板：首先清洗干净玻璃板，小心安装，加入 1ml 水检测是否漏水（15～20min）。

（2）分离胶配方见表 2-1-6、表 2-1-7。

表 2-1-6　10%分离胶配方（两块胶的量）

序号	组成	使用量（15ml）
1	ddH$_2$O	3.98ml
2	30%聚丙烯酰胺	5.0ml
3	1.5mol/L Tris-HCl（pH8.8）	5.7ml
4	10%SDS	0.15ml
5	10%过硫酸铵	0.15ml
6	TEMED	0.02ml

表 2-1-7　5%浓缩胶配方（两块胶的量）

序号	组成	使用量（8ml）
1	ddH$_2$O	5.52ml
2	30%聚丙烯酰胺	1.3ml
3	1.5mol/L Tris-HCl（pH6.8）	1.0ml
4	10%SDS	0.08ml
5	10%过硫酸铵	0.08ml
6	TEMED	0.02ml

10%过硫酸铵现用现配。

1g APS 加 10ml ddH$_2$O，分装后于–20℃下保存，4℃保存可以使用 2 周，超过期限会失去催化作用。

10%分离胶加入 TEMED 后混匀，立即加入玻璃板中（约 7.5ml/块），加入 1ml 异丙醇封胶，使凝胶与空气隔绝，室温静置 15～20min。

5%浓缩胶加入 TEMED 后混匀，立即加入玻璃板中（约 2ml/块），加梳子（注：梳子大小与玻璃板内径一致），室温静置 30min。

（3）上样：1.0mm 梳子的上样量<30μl，1.5mm 梳子的上样量<40μl，确保蛋白质样品的质量在 30～100μg 之间，蛋白质 Marker 上样量在 3～5μl，所有不用的样品孔中加入等量的 1×running buffer，配方见表 2-1-8。

（4）电泳：浓缩胶电压 80～100V，约 30min；分离胶电压 120～200V，约 2h；完成后卸下玻璃板，用刮勺撬开玻璃板，切去浓缩胶。

表 2-1-8　1×running buffer 的配方

序号	组成	使用量（1000ml）
1	Tris	3.02g
2	甘氨酸	18.8g
3	SDS	1g
4	ddH$_2$O	800ml 搅拌，定容至 1000ml

（5）染色：将凝胶放入培养皿中，加入 5 倍体积的考马斯亮蓝（R250）染色液，配方见表 2-1-9，室温摇动染色 4～6h，脱色，更换 3～4 次脱色液，拍照。

表 2-1-9　R250 染色液配方

序号	组成	使用量（100ml）
1	考马斯亮蓝	0.1g
2	异丙醇	25ml
3	冰醋酸	10ml
4	ddH$_2$O	65ml

滤纸除去颗粒物质，室温保存。

脱色液的配方：甲醇∶冰醋酸∶ddH$_2$O=3∶1∶6，室温保存。

（6）转膜

1）在托盘中加入少量转移缓冲液（配方见表 2-1-10），6 张滤纸浸泡于其中。

2）取一培养皿，倒入少量甲醇，激活 PVDF 膜 1～5s（目的是活化 PVDF 膜上的正电基团，使其更容易与带负电的蛋白质结合，操作时戴手套，油污和其他蛋白质可以阻碍蛋白质与 PVDF 膜结合）。

3）安装转移装置：转膜夹黑色—多孔垫—三层滤纸—凝胶—PVDF 膜—三层滤纸—多孔垫—转膜夹白色。

4）用玻璃棒小心排出气泡，加转移缓冲液，用冰降温，300mA，2h。

5）结束后将凝胶用 R250 染色液染色，检测蛋白转移是否完全。

表 2-1-10　转移缓冲液配方

序号	组成	使用量（1000ml）
1	Tris	3.03g
2	甘氨酸	14.48g
3	ddH$_2$O	600ml 搅拌，定容至 800ml
4	甲醇	200ml

（7）丽春红染色

1）配制丽春红染色液（1ml 丽春红 S 储存液＋9ml ddH$_2$O）。

2）PVDF 膜转移到染色液中，染色 5～10min，轻轻摇动。

3）弃染色液，不重复使用。

4）自来水漂洗 PVDF 膜，其间换水数次直至出现红色标记的蛋白质 Marker 条带，使用圆珠笔标记各 Marker 条带位置。

（8）封闭：配制 5%的脱脂奶粉[0.5g+10ml 洗涤缓冲液（TBST）]封闭液，将 PVDF 膜放入并封闭 1～2h，TBST 配方见表 2-1-11。

（9）一抗孵育

1）配制抗体稀释液（参照使用说明的稀释比例，用 TBST 稀释）。

表 2-1-11　TBST 的配方

序号	组成	使用量（2000ml）
1	Tris-base	4.846g
2	NaCl	16g
3	ddH_2O	1600ml
4	浓盐酸调节 pH	2ml 左右
5	Tween-20	2ml，ddH_2O 定容至 2000ml

2）封闭后的 PVDF 膜不需要洗膜，直接转加到一抗中（加热的塑料袋中），尽可能排出气泡，密封，4℃过夜。

（10）二抗孵育

1）从一抗中取出 PVDF 膜，TBST 清洗 3 次，10min/次，摇动清洗。

2）参照二抗说明书稀释抗体。

3）将 PVDF 膜放入可以加热的塑料袋中，加入二抗，密封，室温下放置 1～2h。

（11）发光

1）从一抗中取出 PVDF 膜，TBST 清洗 3 次，10min/次，摇动清洗。

2）洗膜期间准备增强型化学发光试剂（enhanced chemiluminescence，ECL）、镊子、平皿等。

3）将 PVDF 膜放在面板正中（尽可能弃去残液）。

4）取 2ml 离心管，将蛋白发光试剂盒中的 A 液与 B 液等体积（各 300μl）混匀。

5）用移液器吸取混合液均匀加至 PVDF 膜上，放入成像仪，选取不同时间进行曝光并保存图像。

4. 使用蛋白质印迹膜再生液（stripping buffer）

（1）将曝光后的膜取出，加入适量的蛋白质印迹膜再生液，充分覆盖膜表面（8.5cm×5.5cm 膜加入约 15ml），室温振摇孵育 15min 左右（孵育时间根据不同的目的蛋白来调整：如内参抗体等表达量较高的蛋白可以延长孵育时间至 1h 或者 37℃孵育 30min）。

（2）弃去蛋白质印迹膜再生液，使用 TBST 洗膜 3 次，每次 5min，室温振摇。

（3）为了检测酶标二抗洗脱是否完全，可以使用显色方法确定。

（4）检测完毕后，确认膜上无残留有活性的酶，加入封闭液，室温 30min 或 4℃过夜封闭。

（5）重新加入一抗，进行下一轮的 WB 实验。

六、注 意 事 项

1. 建议先检测表达量较低的目的蛋白，再使用蛋白质印迹膜再生液检测表达量较高的蛋白（内参）。

2. 根据不同温度适量增减激活剂的用量，以保证分离胶从加入激活剂至开始出现凝胶凝聚的时间为 15～20min，对于浓缩胶较好的聚合时间为 8～10min 开始可见聚合。灌完分离胶加水封闭分离胶与外界氧气的结合。

3. 未聚合的丙烯酰胺具有神经毒性，操作时应该戴手套防护。

4. 梳子插入浓缩胶时，应确保没有气泡。可将梳子稍微倾斜插入以减少气泡的产生，梳子拔出来时应该小心，不要破坏加样孔，如加样孔上的凝胶歪斜，可用针头插入加样孔中纠正，但要避免针头刺入胶内。

5. 电泳槽内加入电泳缓冲液冲洗清除黏附在凝胶底部的气泡和未聚合的丙烯酰胺，同时建议低电压短时间的预电泳，清除凝胶内的杂质，疏通凝胶孔以保证电泳过程中电泳的畅通（恒压 10～20V，20～30min）。

6. 加样前样品应先离心，尤其是长时间放置的样品，以减少蛋白质 Marker 条带的拖尾现象。

7. 为避免边缘效应，可在未加样的孔中加入等量的样品缓冲液。

8. 样品缓冲液中煮沸的样品可在–20℃下存放一年左右，但是反复冻融会使蛋白质降解。

9. 为减少蛋白质 Marker 条带的扩散，上样后应尽快进行电泳，电泳结束后也应直接转印。

10. 上样时，小心操作，不要使样品溢出而污染相邻加样孔。

11. 取出凝胶后应注意分清上下，可用刀片切去凝胶的一角作为标记（如左上角），转膜时也应用同样的方法对 NC 膜做上标记（如左上角）以分清正反面和上下关系。

12. 转膜时应依次放好 NC 膜与凝胶所对应的电极，即凝胶对应负极、NC 膜对应正极。

（吴菲菲　黄云强）

第二节　小鼠脑区及脊髓的免疫荧光双重标记技术

一、实 验 原 理

免疫荧光双重标记是在对同一组织细胞标本上需要检测两种抗原时进行，即将两种特异性抗体（如抗 A 和抗 B）分别以发出不同颜色的荧光素进行标记，抗 A 抗体用异硫氰酸荧光素标记发出黄绿色荧光，抗 B 抗体用四甲基异硫氰酸罗明达标记发出橙红色荧光，将两种荧光抗体按适当比例混合后，加在标本上（直接法）就分别形成抗原抗体复合物，发出黄绿色荧光的即抗 A 抗体结合的部位，发出橙红色荧光的即抗 B 抗体结合的部位，这样就明确显示出两种抗原的位置。

二、实 验 材 料

C57BL/6J 小鼠。

三、实 验 试 剂

磷酸盐缓冲液（PBS），磷酸缓冲液（phosphate buffer，PB），水合氯醛，多聚甲醛，30%蔗糖，乙醇，抗体稀释液，动力相关蛋白1（dynamin-related protein 1，Drp1）抗体等。

四、实验时间安排

实验时间安排见表 2-2-1。

表 2-2-1 免疫荧光实验时间安排

序号	步骤	时间
1	配制实验所需的各种液体	第一天
2	灌注、取材、后固定、脱水	第二天
3	切片，免疫荧光加一抗	第四天
4	加二抗	第五天
5	共聚焦显微镜观察	第六天

五、实 验 方 法

（一）配制液体（第一天）

1. 0.2mol/L PB（pH7.4） 配方见表 2-2-2。

配制 4%多聚甲醛需要 500ml 0.2mol/L PB。

配制 30%蔗糖溶液需要 50ml 0.2mol/L PB。

表 2-2-2 PB 配制

序号	实验	使用量
1	$Na_2HPO_4 \cdot 12H_2O$	29.010g + 2.901g = 31.91g
2	$NaH_2PO_4 \cdot 2H_2O$	2.963g + 0.2963g = 3.26g
3	去离子水	550ml

取 1000ml 的烧杯，先接去离子水<550ml；称量试剂，逐一加入烧杯中；选择合适大小的旋转子放入烧杯中；将烧杯放在搅拌器上加速溶解；用去离子水定容至 550ml；用 NaOH 或 HCl 调 pH 至 7.4。

2. 4%多聚甲醛（1000ml） 取 1000ml 的锥形瓶，接取<500ml 的去离子水；称量 40g 多聚甲醛，倒入锥形瓶，并用铝箔纸包住锥形瓶瓶口；在通风橱内加热使之解聚，溶解，可加入适量的 NaOH 以加速溶解，一边加热一边摇晃振荡锥形瓶，使受热均匀，加速溶解；完全溶解后停止加热（60℃左右），冷却至室温，加入事先配制好的 0.2mol/L PB 500ml，去离子水定容至 1000ml，用 NaOH 或 HCl 调 pH 至 7.4，通风橱内过滤，装入事先准备好的空瓶中，作标记（写上试剂名称、配制时间、配制者的姓名），室温保存即可，存放时间不宜过长。

注意事项：多聚甲醛有毒，操作时务必戴上口罩，避免吸入体内。

3. 30%蔗糖溶液（100ml） 配方见表2-2-3。

取100ml的烧杯，先加入<20ml的去离子水，称量蔗糖，充分溶解，去离子水定容至50ml，加入0.2mol/L PB 50ml，混合均匀，装瓶，作标记，置4℃冰箱中储存。

表2-2-3 30%蔗糖溶液配制

序号	实验	使用量
1	蔗糖	30g
2	去离子水	50ml
3	0.2mol/L PB	50ml

注意事项：蔗糖的量很大，本身所占很大的体积，溶解时不宜取过多的去离子水，同时蔗糖不宜存放太久，最好现用现配。

4. 0.01mol/L PBS（pH7.4）（5000ml） 配方见表2-2-4。

取5000ml的烧杯，接取去离子水<5000ml，逐一称量试剂，充分溶解，去离子水定容至5000ml，用NaOH或HCl调pH至7.4，过滤待用。

表2-2-4 0.01mol/L PBS配制

序号	实验	使用量
1	$Na_2HPO_4 \cdot 12H_2O$	29.010g + 2.901g = 31.91g
2	$NaH_2PO_4 \cdot 2H_2O$	2.963g + 0.2963g = 3.26g
3	NaCl	45.00g

5. 7%水合氯醛（100ml） 取100ml的烧杯，先接<100ml的去离子水，称量水合氯醛7g，溶解，去离子水定容至100ml，装入事先准备好的空瓶中并作标记，室温保存，待用。

6. 抗体稀释液（100ml） 配方见表2-2-5。

表2-2-5 抗体稀释液配制

序号	实验	使用量
1	0.01mol/L PBS	<100ml
2	Triton X-100	300μl
3	叠氮化钠（NaN_3）	0.03g
4	角叉菜胶	0.1g
5	正常血清	5ml

取100ml烧杯，先加入<100ml的0.01mol/L PBS，称量0.03g角叉菜胶，用移液枪吸取300μl的聚乙二醇辛基苯基醚（Triton X-100）加入PBS中，加热溶解（>2h），充分溶解后停止加热，待温度降至室温，加入叠氮化钠、血清充分溶解，0.01mol/L PBS定容至100ml，装瓶，置4℃冰箱中保存。

注意事项：Triton X-100和角叉菜胶较难溶解，溶解时需加热，且溶解时间较长，待溶解后温度降至正常时，才能溶解正常血清，以防其中的蛋白质变性。

7. 荧光封片剂（100ml） 配方见表 2-2-6。

表 2-2-6 荧光封片剂配制

序号	实验	使用量
1	甘油	50.00ml
2	DABCO	2.50g
3	0.01mol/L PBS	50.00ml

取 100ml 烧杯，用量筒量取 50.00ml 的甘油，加入烧杯中，称取 2.50g 的三乙烯二胺（DABCO），加 0.01mol/L PBS 至 100ml（PBS 可先在量甘油的量筒中涮一下，以涮去量筒壁上的甘油），过滤，装入棕色滴瓶中，置 4 ℃冰箱中保存。

注意事项：所用器皿使用前都应用清水清洗干净；不同的试剂配制时称量纸不重复使用；称量所用的称量勺在使用前、使用后都应用卫生纸擦拭干净，避免污染。

（二）灌注前准备（灌注室，第二天上午）

（1）准备手术器械和试剂：眼科剪，眼科镊，止血钳，7%水合氯醛，注射器，注射针头等。

（2）取配制好的 0.01mol/L PBS，4%多聚甲醛适量，放灌注室待用。

（3）成年 C57BL/6J 雄性小鼠一只。

（4）将灌注所用吊瓶用清水冲洗干净，排尽空气、气泡，接上针头。

（5）将 50ml 0.01mol/L PBS 倒入吊瓶中，调节滚轮使液体停止流动。

（6）麻醉，吸取 0.2ml 7%水合氯醛。

左手固定小鼠（拇指和示指抓住小鼠两耳和颈部皮肤，固定小鼠头部，小鼠身体置于左手心中，无名指和小指夹住小鼠尾巴）；右手持注射器对小鼠进行腹腔注射；麻醉时间大概为 5～10min。

（三）灌注（灌注室）

1. 小鼠麻醉好以后（用手掐小鼠尾巴，通过观察其是否有反应来确定是否已经麻醉好），移至灌注台。

2. 用眼科剪剪开胸部皮肤，暴露出皮下组织。

3. 用眼科镊提起剑突，再用剪刀小心剪开胸腔，剪断两侧肋骨，暴露整个胸腔，小心操作，以免误伤肺及心脏、大血管。

4. 撕开心包膜，暴露心脏，用止血钳夹住胸廓以便更好地暴露心脏。

5. 松开滚轮，放出液体。

6. 左手用眼科镊托住心脏，右手剪开右心耳，再用针头从心尖靠右侧主动脉方向插入心脏进入左心室（针头不宜进入太多，0.2cm 左右）。

7. PBS 快速灌注，至肝脏变白（大概 5～10min）。

8. 换 4%多聚甲醛 100ml 固定组织。

9. 当 4%多聚甲醛渗入组织时，小鼠四肢会有抽搐现象产生，此时双手分别按住小鼠的嘴和尾巴并向两边拉扯，以拉直脊髓。

10. 当固定液流到一半时可调节滚轮慢速（＜1 滴/秒）流入心脏（固定的时间大于30min）。

（四）取材（灌注室）

实验器材：眼科剪，直头眼科镊，弯头眼科镊，7ml EP 管。

1. 取脊髓

（1）灌注好以后，取下小鼠，沿小鼠背部正中线剪开皮肤上至颅骨，下至骶尾骨结合处。

（2）将两边皮肤向下翻，用手捏住，暴露整个背部。

（3）用眼科剪剥离脊髓周围的肌肉、韧带。

（4）在小鼠骶尾骨处横向剪断脊髓（马尾处）。

（5）将眼科镊小心探到脊髓腔（注意不要伤到脊髓），向上使力，慢慢剥离脊髓上面的椎骨。

（6）再用眼科镊小心剥离脊髓两侧的骨头，暴露整个脊神经节。

（7）用眼科镊将脊髓慢慢抬起，脱离脊髓腔，即可取出完整的脊髓。

2. 取脑

（1）用眼科剪剪开颅骨上皮肤。

（2）将两边皮肤向下翻并用手捏住，暴露整个颅骨。

（3）用眼科剪在眼窝处横向剪断（嗅球）。

（4）用眼科镊将嗅球处的骨头剥离。

（5）用眼科剪沿着颅骨中缝剪开，注意眼科剪向上翘一些，以免误伤脑组织。

（6）剪开后用眼科镊（用弯头眼科镊最好）分离颅骨，小心分离。

（7）用直头眼科镊剥离小脑上方骨头（此处骨头较脆弱，剥离时应注意不要伤及脑组织）。

（8）暴露整个大脑，然后用眼科镊伸入颅底离断颅底神经，就可以取出整个脑组织。

3. 后固定　将取出的组织放在装有 4%多聚甲醛的 EP 管中，后固定 2～4h（后固定时间不宜过长，以免影响抗原表位的暴露）。

4. 脱水

（第二天下午）

后固定 4h 后将 4%多聚甲醛溶液换成 30%蔗糖溶液，脱水，直到组织沉底（至少一天）。冰冻切片（切片室）。

（第四天上午）

实验器材：刀片、封口膜（2cm）、6 孔板、0.01mol/L PBS、包埋剂（OCT）、已沉糖的组织、滤纸、直头眼科镊等。

（1）待组织彻底沉底以后，便可进行切片。

（2）6 孔板接取适量 0.01mol/L PBS。

（3）切片机开灯。

（4）装刀片，修平样品托，调整防卷板。

（5）将组织从蔗糖溶液中取出放在滤纸上，沿小脑根部切下脑组织。

（6）用镊子将封口膜卷成筒状，以大小能包住大脑为宜，量取所切下组织的长度。

（7）把样品托从切片机中拿出，滴一滴包埋剂。

（8）迅速将脑组织放在刚滴的包埋剂上，保持脑组织直立。

（9）放上卷状的封口膜，包围脑组织。

（10）沿封口膜内侧壁缓慢滴入包埋剂，以刚好覆盖组织为宜，注意不要有气泡产生。

（11）放切片机内冰冻25min左右（–25℃）。

（12）组织冰冻好以后，撕开封口膜。

（13）将样品托安装在样品头上。

（14）按前进键将冻好的组织块移近刀片口。

（15）顺时针转动切片机右侧的手轮，修平组织块平面（此时厚度可选择50μm）。

（16）待出现需要的组织部位后，调整厚度30μm，放下防卷板，进行连续切片。

（17）用切片机内的刷子将切好的组织扫入下面的槽中。

（18）再倒入装有0.01mol/L PBS的6孔板。

（19）6孔板做好标记，将切好的片子放入4℃冰箱中保存待用。若要长期保存，则将0.01mol/L PBS换成冰冻保护液。

对脊髓切片采取同样的步骤，沿膨大处切下组织，放于样品托上涂上包埋剂，冰冻20min，厚度30μm。

（五）免疫荧光染色

（第四天下午）

实验器材和试剂：6孔板，抗体板，挑勾，封口膜，锡纸，1ml、200μl、2μl的移液枪各一支，1ml、200μl、2μl的枪头，盖玻片，载玻片，小毛笔，培养皿，铅笔，1.5ml EP管4个，0.01mol/L PBS，抗体稀释液，荧光封片剂，牛血清，Rab-A-Drp1，Mou-A-GFAP，488-A-Rab，594-A-Mou，DAPI（抗体，包括一抗 Rab-A-Drp1，Mou-A-GFAP；二抗 488-A-Rab，594-A-Mou，DAPI，抗体稀释液均置于4℃冰箱中储存；血清于–20℃冰箱中储存）。

1. 挑选不同脑区的脑片9张，脊髓腰段7张。

2. 0.01mol/L PBS 洗 10min×3 次。

6孔板接取适量0.01mol/L PBS，将脑片挑入PBS中，放摇床洗10min，摇床速度约100g。

3. 10%小牛血清封闭30min。

取1.5ml EP管，用移液枪依次加入540μl 0.01mol/L PBS和60μl牛血清，混合均匀，每孔放入5～6张切片，用封口膜封住，放摇床孵育30min，摇床速度约50g。

4. 加一抗 Rab-A-Drp1（1∶500）+Mou-A-GFAP（1∶400）过夜（>18h）。

取 EP 管加入500μl抗体稀释液+1μl Rab-A-Drp1+1.25μl Mou-A-GFAP，混匀，可直接将片子从血清中捞出放入一抗稀释液里，封口膜封住，放摇床室温孵育过夜（>18h）。

（第五天下午）

5. 0.01mol/L PBS 洗 15min×3 次。

6. 加二抗，Rab-A-Drp1 标记绿色，Mou-A-GFAP 标记红色（二抗稀释比例均为 1∶500）。

600μl 抗体稀释液+1.2μl 488-A-Rab + 1.2μl 594-A-Mou，混匀，依次加入抗体板，室温孵育 2h，注意避光（此步骤之后的所有步骤均应避光操作）。

7. 染 DAPI（1∶1000）15min。

600μl 0.01mol/L PBS + 0.6μl DAPI 混匀，依次加入抗体板，室温孵育 15min。

8. 0.01mol/L PBS 洗 15min×3 次。

9. 裱片

（1）从 75%乙醇中捞出载玻片、盖玻片，在酒精灯上过一下，烧干乙醇，注意盖玻片易碎，烧干时间不宜过久。

（2）用培养皿接取适量 0.01mol/L PBS，将片子放入其中，载玻片斜向下没入水面，用小毛笔将片子慢慢顺着水流滑向载玻片，注意不能直接在载玻片上调整片子的位置，可蘸取适量 PBS，使保持湿润，以免伤及组织。

（3）做好标记。

10. 封片

（1）待自然晾干之后（20min），滴一滴荧光封片剂于载玻片上，缓慢盖上盖玻片，注意不要有气泡产生。

（2）将玻片放在阴暗处自然风干（2h 或者过夜），再装入片盒于 4℃冰箱中保存。

（六）观察

1. 全程避光，并将玻片用无水乙醇擦拭干净。

2. 打开荧光显微镜观察，将玻片倒置放于玻片夹上。

3. 将激发光调至 405nm，使得该视野显示 DAPI 通道，在 10×物镜找到目标区域，并调节粗、细螺旋使目标区域聚焦。

4. 将物镜调节至目标倍数（20×、40×、60×、100×，其中 60×和 100×属于油镜）并利用粗、细螺旋使目标区域聚焦，将激发光调节至 488nm，调节该通道曝光时间并观察 Drp1 的表达情况，之后将激发光调节至 594nm，调节该通道曝光时间并观察 GFAP 表达情况。

5. 拍摄目标区域荧光图像并保存。

（罗婷婷　吴菲菲　黄　静　田　菲）

第三节　免疫组织化学实验技术

一、实 验 原 理

免疫组织化学又称免疫细胞化学，是指带显色剂标记的特异性抗体在组织细胞原位通过抗原抗体反应和组织化学的呈色反应，对相应抗原进行定性、定位、定量测定的一项新技术。它把免疫反应的特异性、组织化学的可行性巧妙地结合起来，借助显微镜（荧光显微镜、电子显微镜）的显像和放大作用，在细胞、亚细胞水平检测各种抗原物质（蛋白质、多肽、酶、激素、病原体以及受体等）。

二、实 验 材 料

C57BL/6J 小鼠。

三、实验试剂和器械

一抗 NeuN（神经元抗体）、二抗试剂盒、3,3′-二氨基联苯胺（diaminobenzidine，DAB）显色试剂盒、PBS、柠檬酸抗原修复液、PB、水合氯醛、多聚甲醛、30%蔗糖、抗体稀释液、湿盒、烤箱、振荡器、染缸、光学显微镜、移液器等。

四、实验时间安排

实验时间安排见表 2-3-1。

表 2-3-1　免疫荧光实验时间安排

序号	步骤	时间
1	配制实验所需的各种液体	第一天
2	灌注、取材、后固定、脱水	第二天
3	切片，加一抗	第四天
4	加二抗	第五天
5	显微镜观察	第六天

五、实 验 方 法

（一）配制液体

（第一天）

1. 0.2mol/L PB（pH7.4）（500ml + 50ml）　取 1000ml 的烧杯，先接去离子水＜550ml；称量试剂，逐一加入烧杯中；选择合适大小的旋转子放入烧杯中；将烧杯放在搅拌器上加速溶解；用去离子水定容至 550ml；用 NaOH 或 HCl 调 pH 至 7.4。

2. 4%多聚甲醛（1000ml）　取 1000ml 的锥形瓶，接取＜500ml 的去离子水；称量 40g 多聚甲醛，倒入锥形瓶，并用铝箔纸包住锥形瓶瓶口；在通风橱内加热使之解聚、溶解，可加入适量的 NaOH 以加速溶解，一边加热一边摇晃振荡锥形瓶，使受热均匀，加速溶解；完全溶解后停止加热（60℃左右），冷却至室温，加入事先配制好的 0.2mol/L PB 500ml，用去离子水定容至 1000ml，用 NaOH 或 HCl 调 pH 至 7.4，通风橱内过滤，装入事先准备好的空瓶中，作标记（写上试剂名称、配制时间、配制者姓名），室温保存即可，存放时间不宜过长。

注意事项：多聚甲醛有毒，操作时务必戴上口罩，避免吸入体内。

3. 30%蔗糖溶液（100ml） 取 100ml 的烧杯，先加入<20ml 去离子水，称量蔗糖，充分溶解，去离子水定容至 50ml，加入 0.2mol/L PB 50ml，混合均匀，装瓶，作标记，置 4℃冰箱中储存。

注意事项：蔗糖的量很大，本身占很大的体积，溶解时不宜取过多的去离子水，同时蔗糖不宜存放太久，最好现用现配。

4. 0.01mol/L PBS（pH7.4）（5000ml） 取 5000ml 的烧杯，接取去离子水<5000ml，逐一称量试剂，充分溶解，去离子水定容至 5000ml，用 NaOH 或 HCl 调 pH 至 7.4，过滤待用。

5. 柠檬酸抗原修复液 抗原修复使用柠檬酸-磷酸氢二钠缓冲液，配方如下：称取柠檬酸 10.5g，溶于 500ml 蒸馏水；称取 $Na_2HPO_4 \cdot 12H_2O$ 57.3g，溶于 800ml 蒸馏水。分别量取 358ml 柠檬酸溶液和 642ml Na_2HPO_4 溶液，充分混匀后调整 pH 至 6.0，即得 2×母液，储存备用。

6. 1%盐酸乙醇 浓盐酸与 75%乙醇按照 1：99 比例混合，充分混匀。

7. 抗体稀释液（100ml） 取 100ml 烧杯，先加入<100ml 的 0.01mol/L PBS，称量 0.03g 角叉菜胶，用移液枪吸取 300μl 的 Triton X-100 加入 PBS 中，加热溶解（>2h），充分溶解后停止加热，待温度降至室温，加入叠氮化钠、血清，充分溶解，0.01mol/L PBS 定容至 100ml，装瓶，置 4℃冰箱中保存。

注意事项：①Triton X-100 和角叉菜胶较难溶解，溶解时需加热，且溶解时间较长，待溶解后温度降至正常时，才能溶解正常血清，以防其中的蛋白质变性。②所用器皿使用前都应用清水清洗干净；不同的试剂配制时称量纸不重复使用；称量所用的称量勺在使用前、使用后都应用卫生纸擦拭干净，避免污染。

（二）灌注

1. 小鼠麻醉好以后（用手掐小鼠尾巴，通过观察其是否有反应来确定是否已经麻醉好），移至灌注台。

2. 用眼科剪剪开胸部皮肤，暴露出皮下组织。

3. 用眼科镊提起剑突，再用眼科剪小心剪开胸腔，剪断两侧肋骨，暴露整个胸腔，小心操作，以免误伤肺及心脏、大血管。

4. 撕开心包膜，暴露心脏，用止血钳夹住胸廓以便更好地暴露心脏。

5. 松开滚轮，放出液体。

6. 左手用眼科镊托住心脏，右手剪开右心耳，再用针头从心尖靠右侧主动脉方向插入心脏进入左心室（针头不宜进入太多，0.2cm 左右即可）。

7. 用 PBS 快速灌注，至肝脏变白（大概 5~10min）。

8. 换 4%多聚甲醛 100ml 固定组织。

9. 当 4%多聚甲醛渗入组织时，小鼠四肢会有抽搐现象产生，此时双手分别按住小鼠的嘴和尾巴并向两边拉扯，以拉直脊髓。

10. 当固定液流到一半时可调节滚轮，使其以慢速（<1 滴/秒）流入心脏（固定的时间大于 30min）。

（三）取材

实验器材：眼科剪，直头眼科镊，弯头眼科镊，EP 管等。

1. 取脑

（1）用眼科剪剪开颅骨上皮肤。

（2）将两边皮肤向下翻并用手捏住，暴露整个颅骨。

（3）用眼科剪在眼窝处横向剪断嗅球。

（4）用眼科镊将嗅球处的骨头剥离。

（5）用眼科剪沿着颅骨中缝剪开，注意眼科剪向上翘一些，以免误伤脑组织。

（6）剪开后用眼科镊（用弯头眼科镊最好）分离颅骨，小心分离。

（7）用直头眼科镊剥离小脑上方骨头（此处骨头较脆弱，剥离时应注意不要伤及脑组织）。

（8）暴露整个大脑，用眼科镊伸入颅底离断颅底神经，然后就可以取出整个大脑了。

2. 后固定 将取出的组织放在装有 4%多聚甲醛的 EP 管中，后固定 2～4h。

注意事项：后固定时间不宜过长，以免影响抗原表位的暴露。

3. 脱水（第二天下午） 后固定 4h 后将 4%多聚甲醛溶液换成 30%蔗糖溶液，脱水，直到组织沉底（至少一天）。

（四）冰冻切片

实验器材：刀片、封口膜（2cm）、6 孔板、0.01mol/L PBS、包埋剂（OCT）、已沉糖的组织、滤纸、直头眼科镊等。

1. 待组织彻底沉底以后，便可进行切片。

2. 6 孔板接取适量 0.01mol/L PBS。

3. 切片机开灯。

4. 装刀片，修平样品托，调整防卷板。

5. 将组织从蔗糖溶液中取出放在滤纸上，沿小脑根部切下脑组织。

6. 用眼科镊将封口膜卷成筒状，大小以包住大脑为宜，量取所切下组织的长度。

7. 把样品托从切片机中拿出，滴一滴包埋剂。

8. 迅速将脑组织放在刚滴的包埋剂上，保持脑组织直立。

9. 放上卷状的封口膜，包围脑组织。

10. 沿封口膜内侧壁缓慢滴入包埋剂，以刚好覆盖组织为宜，注意不要有气泡产生。

11. 放切片机内冰冻 25min 左右（–25℃）。

12. 组织冰冻好以后，撕开封口膜。

13. 将样品托安装在样品头上。

14. 按前进键将冻好的组织块移近刀片口。

15. 顺时针转动切片机右侧的手轮，修平组织块平面（此时厚度可选择 50μm）。

16. 待出现需要的组织部位后，调整厚度 30μm，放下防卷板，进行连续切片。

17. 将组织切片进行贴片处理。

（五）烤片

60℃烤片 30min 以上。

（六）组织片脱蜡水化

1. 将组织片依次放入 3 个装有二甲苯溶液的玻璃缸中浸泡，每缸 15min。
2. 依次放入 2 个装有无水乙醇的玻璃缸，每缸 5min。
3. 依次放入 2 个装有 95%乙醇溶液的玻璃缸，每缸 5min。
4. 依次放入 90%、85%、75%乙醇溶液的玻璃缸，每缸 2min，取出。
5. 放入 PBS 的玻璃缸中清洗，重复 3 次。

（七）封闭内源性过氧化物酶

1. 放入 3% H_2O_2 溶液的玻璃缸中，浸泡 15min。
2. 放入蒸馏水的玻璃缸中清洗，重复 3 次。
3. 放入 PBS 的玻璃缸中，浸泡 5min。

（八）抗体杂交

1. 甩去 PBS 余液，将组织片平铺在湿盒中，加正常山羊血清一滴 20μl（试剂盒中的 A 液，根据组织大小调整用量），28℃放置 20min，甩干。加稀释好的一抗一滴（20～50μl，根据组织块大小进行调整），置于湿盒 4℃过夜。

2. 置 PBS 的玻璃缸中，缓慢振荡清洗 5min，更换 PBS，同法操作 4 次，甩干。

3. 加入生物素偶联的二抗 20～50μl（试剂盒中的 B 液，根据组织块大小进行调整），放置湿盒，37℃放置 20min。

4. 置 PBS 的玻璃缸中，缓慢振荡清洗 5min，更换 PBS，同法操作 3 次，甩干。

（九）显色

1. 加链霉素亲和素——辣根过氧化物酶 20～50μl（试剂盒中的 C 液，根据组织块大小进行调整），湿盒内 28℃放置 5～20min，甩干。

2. 置 PBS 的玻璃缸中，缓慢振荡清洗 5min，更换 PBS，同法操作 3 次，甩干。

3. 滴加新鲜配制的 DAB 工作液 100μl（以覆盖组织为宜），放置观察反应部位呈现黄褐色时（约 5min），置装有自来水的玻璃缸中清洗 3 次。

（十）复染

浸入苏木精溶液中复染，放置 5min 后，用自来水反复涮洗至水不变色，再用 1%盐酸乙醇分化 1～2s 后，自来水冲洗后，返蓝水洗 2min。

（十一）脱水、透明和封片

1. 依次放入 75%、95%乙醇溶液的玻璃缸中，每缸浸泡 5min，取出。
2. 依次放入 2 个无水乙醇的玻璃缸中，每缸浸泡 5min，取出。

3. 依次放入 2 个装有二甲苯的玻璃缸中，每缸浸泡 5min，取出。

4. 滴加适量中性树胶，封片，晾干。

六、结 果 分 析

免疫显色强度和阳性细胞密度是定性定量指标，实际工作中常采用强度和密度结合的方法综合计量，我们常用的免疫组织化学评分方法如下：

细胞染色强度评分：0（无染色），1（弱染色），2（中染色），3（强染色）。

肿瘤细胞阳性率评分：0（0～9%），1（10%～25%），2（26%～50%），3（51%～75%），4（76%～100%）。

将染色强度评分和阳性细胞率评分的乘积作为该切片评分值。

七、注 意 事 项

1. 整个染色过程中组织块要保持湿润，不能干片，否则会导致非特异性染色。

2. 组织切片边缘易干，因此抗体、封闭液、显色液等试剂要充分覆盖组织块，避免干燥。

3. 每批染色都要以特异性阳性对照和阴性对照为基础，才能对染色结果做出判断。

4. 阳性表达必须在细胞和组织特定的抗原部位才能视为阳性。

5. 阴性结果不能简单视为抗原不表达，即阴性结果要谨慎判断；阳性结果有强弱、多少之分。避免假阴性和假阳性的发生。

6. 当免疫组织化学结果与 HE 切片诊断有矛盾时，以 HE 切片诊断为准。

（高 方 吴菲菲 田 菲）

第四节 尼氏染色技术

一、实 验 原 理

尼氏（Nissl）染色是以德国的精神病学家和神经病理学家的名字命名的，主要用于石蜡或冰冻切片神经元细胞质中的尼氏体（Nissl body）染色。染色后呈蓝紫色，用于显示脑或脊髓的基本神经结构。尼氏体大而数量多，说明神经细胞合成蛋白质的功能较强；相反在神经细胞受到损伤时，尼氏体的数量会减少。甲酚紫可以和 RNA 或 DNA 结合，可以染粗面内质网上的核糖体以及细胞核。

二、实 验 材 料

C57BL/6J 小鼠。

三、实 验 试 剂

PBS，PB，水合氯醛，多聚甲醛，30%蔗糖，乙醇，焦油紫，二甲苯，DPX 封片剂，抗体稀释液，Drp1 抗体等。

四、实验时间安排

实验时间安排见表 2-4-1。

表 2-4-1　实验时间安排

序号	步骤	时间
1	配制实验所需的各种液体	第一天
2	灌注、取材、后固定、脱水	第二天
3	切片，脱脂	第四天
4	染色、观察、图片处理	第五天

五、实 验 方 法

（一）配液

1. 0.2mol/L PB（pH7.4，500ml + 50ml）　取 1000ml 的烧杯，先接去离子水（<550ml）；称量试剂，逐一加入烧杯中；选择合适大小的旋转子放入烧杯中；将烧杯放在搅拌器上加速溶解；用去离子水定容至 550ml；用 NaOH 或 HCl 调 pH 至 7.4。

2. 4%多聚甲醛（1000ml）　取 1000ml 的锥形瓶，接取<500ml 的去离子水；称量 40g 多聚甲醛，倒入锥形瓶中，并用铝箔纸包住锥形瓶瓶口；在通风橱内加热使之解聚、溶解，可加入适量的 NaOH 以加速溶解，一边加热一边摇晃振荡锥形瓶，使受热均匀，加速溶解；完全溶解后停止加热（60℃左右），冷却至室温，加入事先配制好的 0.2mol/L PB 500ml，去离子水定容至 1000ml，用 NaOH 或 HCl 调 pH 至 7.4，通风橱内过滤，装入事先准备好的空瓶中，作标记（写上试剂名称、配制时间、配制者姓名），室温保存即可，存放时间不宜过长。

注意事项：多聚甲醛有毒，操作时务必戴上口罩，避免吸入体内。

3. 30%蔗糖溶液（100ml）　取 100ml 的烧杯，先加入<20ml 的去离子水，称量蔗糖，充分溶解，去离子水定容至 50ml，加入 0.2mol/L PB 50ml，混合均匀，装瓶，作标记，置 4℃冰箱储存。

注意事项：蔗糖的量很大，本身所占的体积很大，溶解时不宜取过多的去离子水，同时蔗糖溶液不宜存放太久，最好现用现配。

4. 0.01mol/L PBS（pH7.4，5000ml）　取 5000ml 的烧杯，接取去离子水<5000ml，逐一称量试剂，充分溶解，去离子水定容至 5000ml，用 NaOH 或 HCl 调 pH 至 7.4，过滤待用。

5. 0.1%焦油紫（300ml）　取 500ml 烧杯，接取 300ml 去离子水，称量 0.3g 焦油紫，充分将其溶解于去离子水中。

6. 70%乙醇（300ml） 取 500ml 烧杯，量取 210ml 无水乙醇与 90ml 去离子水，并充分混匀。

7. 80%乙醇（300ml） 取 500ml 烧杯，量取 240ml 无水乙醇与 60ml 去离子水，并充分混匀。

8. 90%乙醇（300ml） 取 500ml 烧杯，量取 270ml 无水乙醇与 30ml 去离子水，并充分混匀。

9. 95%乙醇（300ml） 取 500ml 烧杯，量取 285ml 无水乙醇与 15ml 去离子水，并充分混匀。

10. 氯酒（300ml） 取 500ml 烧杯，量取 150ml 氯仿与 150ml 无水乙醇，并充分混匀。

（二）灌注前准备

预冷 PBS 和 4%多聚甲醛。

（三）灌注

1. 小鼠麻醉好以后（用手掐小鼠尾巴，通过观察其是否有反应来确定是否已经麻醉好），移至灌注台。

2. 用眼科剪剪开胸部皮肤，暴露出皮下组织。

3. 用眼科镊提起剑突，再用眼科剪小心剪开胸腔，剪断两侧肋骨，暴露整个胸腔，小心操作，以免误伤肺及心脏、大血管。

4. 撕开心包膜，暴露心脏，用止血钳夹住胸廓以便更好地暴露心脏。

5. 松开滚轮，放出液体。

6. 左手用眼科镊托住心脏，右手剪开右心耳，再用针头从心尖靠右侧主动脉方向插入心脏进入左心室（针头不宜进入太多，0.2cm 左右）。

7. 用 PBS 快速灌注，至肝脏变白（大概 5～10min）。

8. 换 4%多聚甲醛 100ml 固定组织。

9. 抓住小鼠的嘴和尾巴并向两边拉扯，以拉直脊髓。

10. 当固定液流到一半时可调节滚轮使固定液慢速（<1 滴/秒）流入心脏（固定的时间大于 30min）。

（四）取材

实验器材：眼科剪，直头眼科镊，弯头眼科镊，EP 管等。

1. 取脑

（1）用眼科剪剪开颅骨上皮肤。

（2）将两边皮肤向下翻并用手捏住，暴露整个颅骨。

（3）用眼科剪在眼窝处横向剪断（嗅球）。

（4）用眼科镊将嗅球处的骨头剥离。

（5）用眼科剪沿着颅骨中缝剪开，注意眼科剪向上翘一些，以免误伤脑组织。

（6）剪开后用眼科镊（用弯头眼科镊最好）分离颅骨，小心分离。

（7）用直头眼科镊剥离小脑上方骨头（此处骨头较脆弱，剥离时应注意不要伤及脑组织）。

（8）暴露整个大脑，然后用眼科镊伸入颅底离断颅底神经，就可以取出整个大脑了。

2. 后固定　将取出的组织放在装有 4%多聚甲醛的 EP 管中，后固定 2～4h。

（注意事项：后固定时间不宜过长，以免影响抗原表位的暴露）。

3. 脱水（第二天下午）　后固定 4h 后将 4% 多聚甲醛溶液换成 30% 蔗糖溶液，脱水，直到组织沉底（至少一天）。

（五）冰冻切片

实验器材：刀片、封口膜（2cm）、6 孔板、滤纸、直头眼科镊等。

1. 待组织彻底沉底以后，便可进行切片。

2. 6 孔板接取适量 0.01mol/L PBS。

3. 切片机开机。

4. 装刀片，修平样品托，调整防卷板。

5. 将组织从蔗糖溶液中取出放在滤纸上，沿小脑根部切下脑组织。

6. 用眼科镊将封口膜卷成筒状，大小以包住大脑为宜，量取所切下组织的长度。

7. 把样品托从切片机中拿出，滴一滴包埋剂。

8. 迅速将脑组织放在刚滴的包埋剂上，保持脑组织直立。

9. 放上卷状的封口膜，包围脑组织。

10. 沿封口膜内侧壁缓慢滴入包埋剂，以刚好覆盖组织为宜，注意不要有气泡产生。

11. 放切片机内冰冻 25min 左右（−25℃）。

12. 组织冰冻好以后，撕开封口膜。

13. 将样品托安装在样品头上。

14. 按前进键将冻好的组织块移近刀片口。

15. 顺时针转动切片机右侧的手轮，修平组织块平面（此时厚度可选择 50μm）。

16. 待出现需要的组织部位后，调整厚度为 30μm，放下防卷板，进行连续切片。

17. 将组织切片进行贴片处理。

（六）脱脂

实验器材：挂胶片、挑勾等。

（1）挑选脑片数张，0.01mol/L PBS 洗 10min×3 次。

（2）裱在已挂明胶的载玻片上。

（3）自然晾干（>4h）。

（4）将玻片放在 70%乙醇溶液或 75%乙醇溶液中 37℃过夜脱脂。

（七）染色

（1）把玻片从乙醇溶液中取出，依次放入 0.1%焦油紫（5～10min，根据染色情况来确定时间）、去离子水（快速 2～3s）、70%乙醇溶液（5s）、80%乙醇溶液（5s）、90%乙醇溶液（5s）、氯酒（氯仿+乙醇混合液，5s）、95%乙醇溶液（5s，到此步时可在显微镜下观察染色情况，颜色太深退回到"氯酒"步骤，颜色太浅退回到"0.1%焦油紫"步骤）、100%乙醇一（5min）、100%乙醇二（5min）、二甲苯一（30min）、二甲苯二（>30min）。

（2）封片：从二甲苯中拿出玻片立刻使用封片剂DPX（中性树脂）封片，避免二甲苯挥发。

六、光学显微镜观察

1. 打开计算机，打开软件DPC，打开显微镜。

2. 用擦镜纸擦拭镜头。

3. 将玻片正置放在镜头下，选择4×视野观察，调整焦距。

4. 计算机上观察，点击"眼睛"进行扫描，调整焦距。Exposure Mode默认为Auto，若要手动调节，选择Manual。

5. 点击"照相机"进行拍照。

6. 保存。

7. 选择另一视野进行拍摄。

Adobe Photoshop CS5软件处理图片：①若要将所拍摄的图片整合为一张时，需要运用Photoshop进行操作；②打开Photoshop软件，点击文件，选择自动，点击Photomerge；③浏览，选择所有图片，确定；④自动合并为一整张图（图2-4-1），保存。

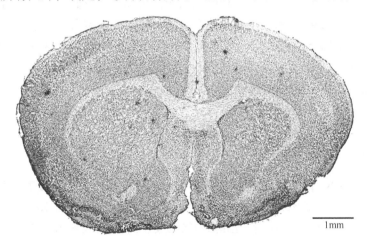

1mm

图2-4-1　小鼠脑片Nissl染色结果

七、注 意 事 项

1. 尼氏体离体后容易溶解，组织取出后应立即固定，否则难以着色。

2. 染色后的标本需避光保存，否则容易褪色。

3. 染色过程中，组织不可干裂。

4. 直接贴片的组织厚度大约10μm，避免组织过厚，染料渗透困难。

5. 组织置于氯酒脱色后，经95%乙醇处理5s，须置于显微镜下观察染色情况，若颜色太浅则再次使用0.1%焦油紫染色，若颜色过深，则再次使用氯酒脱色。

6. 组织最后经二甲苯处理后须立即使用中性树脂封片。

7. 组织在 75% 乙醇溶液中 37℃ 过夜脱脂处理时，应密封染色缸以防乙醇挥发。

8. 在氯酒处理时，应严格控制时间，否则组织脱色太多需重新使用焦油紫染色。

9. 组织置于氯酒脱色后，耐心观察组织染色情况以明确是否需要进一步染色或脱色，不可操之过急。

（罗婷婷　吴菲菲　李晓东）

第五节　免疫电镜术

一、实 验 原 理

免疫电镜术（immunoelectron microscopy）是免疫化学技术与电镜技术结合的产物，是在超微结构水平研究和观察抗原、抗体结合定位的一种方法学。它主要分为两大类：一类是免疫凝集电镜技术，即采用抗原抗体凝集反应后，再经负染色直接在电镜下观察；另一类则是免疫电镜定位技术。免疫电镜的应用，使得抗原和抗体定位的研究进入亚细胞水平。

免疫电镜是利用带有特殊标记的抗体与相应抗原相结合，在电子显微镜下观察，由于标准物形成一定的电子密度而指示出相应抗原所在的部位。根据标记方法的不同，分为免疫铁蛋白技术、免疫酶标技术和免疫胶体金技术。如免疫铁蛋白技术是将含铁蛋白通过一种低分子量的双功能试剂与抗体结合，成为一种双分子复合物，它既保留抗体的免疫活性，又具有电镜下可见的高电子密度铁离子核心，因此用铁蛋白标记的抗体可通过电镜免疫化学的方法在电镜下定位细胞中的抗原。

二、实 验 方 法

（一）试剂

1. 0.01mol/L PBS，pH 7.4。4% 多聚甲醛（15% 苦味酸），pH 7.4。0.2mol/L PB，pH 7.4。0.1mol/L PB，pH 7.4。25% 冰冻保护液。0.05mol/L 三乙醇胺缓冲盐水溶液（TBS）（4℃ 保存），pH 7.4。0.1 戊二醛、驴血清、乙醇、1% 锇酸、1% 乙酸双氧铀、环氧丙烷、一抗、二抗、包理剂、银增强试剂盒等。

（二）灌注

正常 C57BL/6J 小鼠，雄性 8～10 周。

1. 50ml 0.01mol/L PBS 快速充血。

2. 换 150ml 含 0.1% 戊二醛的 4% 多聚甲醛（现加），40min 完成灌注。

3. 4% 多聚甲醛（不加戊二醛）后固定 2h。

（三）切片

振动切片（50μm）。

（四）染色

1. 0.1mol/L PB 清洗切片，10min×3。

2. 25%冰冻保护液，孵育切片 30min。

3. 液氮快速冷冻切片。

4. 用 TBS 洗一下切片即可。

5. 20%驴血清（TBS 配制）清洗切片，30min。

6. 一抗 Drp1-A-Rbt，1∶100（抗体稀释液：用 TBS 稀释驴血清，使驴血清终浓度为 2%）过夜。

7. 0.05mol/L TBS 清洗切片，10min×3。

8. 二抗 NG-A-Rbt，1∶100（抗体稀释液：用 TBS 稀释驴血清，使驴血清终浓度为 2%）过夜。

9. 0.05mol/L TBS 清洗切片，10min×3。

10. 0.1mol/L PB 清洗切片，10min×2。

11. 1%戊二醛清洗切片，10min。

12. 0.1mol/L PB 清洗切片，10min×2。

13. 去离子水清洗切片，数秒。

14. 银增强反应 7min，避光。

15. 去离子水清洗切片，数秒。

16. 0.1mol/L PB 清洗切片，5min×3。

17. 1%锇酸染色 35min。

18. 0.1mol/L PB 清洗切片，5min×2。

19. 50%乙醇溶液清洗切片，10min（ddH$_2$O 配制）。

20. 1%乙酸双氧铀清洗切片 40min，70%乙醇溶液清洗切片 40min。

21. 0.1mol/L PB 清洗切片，5min×2。

22. 分别使用 70%乙醇溶液、80%乙醇溶液、90%乙醇溶液、95%乙醇溶液、100%乙醇溶液清洗切片 10min，重复 1 次。使用 100%无水硫酸铜清洗切片 2 次，每次 10min。

23. 使用环氧丙烷处理切片，10min，重复 1 次。

24. 使用包埋剂[Embed8/2（A）∶DDSA（B）∶NMA（C）∶DMP-30（D）=10∶10∶0.3∶0.3]处理切片，过夜。

25. 切片放至 37℃烘箱，2h。

26. 切片放至 60℃烘箱，48h。

27. 封片，扫描电镜观察。

（罗婷婷　吴菲菲）

第六节 原位杂交实验

一、实验原理

原位杂交是指将特定标记的已知顺序核酸为探针与细胞或组织切片中核酸进行杂交，从而对特定核酸顺序进行精确定量定位的过程。原位杂交可以在细胞标本或组织标本上进行。首先需要克隆目的基因，制备出目的基因的 RNA 探针，用标记的已知的 RNA 核苷酸片段，按核酸杂交中碱基配对原则，与待测细胞或组织中相应的基因片段相结合（杂交），所形成的杂交体（hybrid）经显色反应后，在光学显微镜或电子显微镜下观察其细胞内相应的 mRNA、rRNA 和 tRNA 分子。

二、实验材料

健康 C57BL/6J 小鼠，体重 25～30g。

组织的准备：取实验区域组织，置于 1.5ml 离心管中，放于 –80℃下保存备用。

三、实验试剂

试剂：Trizol，氯仿，异丙醇，DEPC，75%乙醇，DEPC 处理过的去离子水，反转录试剂盒 5×PrimeScript RT Master Mix，实时荧光定量试剂盒 SYBR Premix Ex *Taq* Ⅱ等。

耗材：0.1% DEPC 去离子水浸泡 0.5ml 和 1.5ml 离心管，121℃高压灭菌 30min，烘箱烘干备用，无 RNase 的枪头等。

四、实验时间安排

实验时间安排见表 2-6-1。

表 2-6-1　原位杂交实验时间安排

序号	实验	时间	备注
1	RNA 提取	4h	推荐一天完成，反转录得到的 cDNA 放于 –20℃长期保存
2	反转录	1h	
3	PCR 扩增	2.5h	以 cDNA 为模板进行扩增
4	胶回收	2.5h	电泳，切下目的条带使用试剂盒进行胶回收，回收产物可以放于 –20℃长期保存
5	连接、转化	3h	转化后放于 37℃下过夜培养
6	菌落 PCR	4h	挑取长出的单菌落进行 PCR，电泳检测是否属于阳性克隆
7	提取质粒	20h	挑取阳性克隆菌落，过夜培养 16～18h，次日使用试剂盒提取质粒
8	测序	2 周	生物公司进行测序
9	PCR 扩增	2.5h	若测序正确，以质粒为模板进行扩增，得到目的基因，将得到的 DNA 产物 –20℃长期保存
10	转录	4h	以回收 DNA 为模板进行合成，置于 –80℃冰箱中保存待用
11	切片	4h	
12	杂交	36h	

五、常用溶液与培养基的配制

（一）LB 液体培养基（配方见表 2-6-2）

表 2-6-2 LB 液体培养基配方

序号	组成	含量/100ml
1	胰蛋白胨	1g
2	酵母提取物	0.5g
3	NaCl	1g
4	琼脂糖（固体培养基）	1.2g

注：使用 1mol/L NaOH 调节 pH 至 7.0，用锡箔纸封口，高压灭菌 121℃，15～20min。

注意：倒平板前要在固体培养基中加入相应抗生素，25μg/ml，抗生素：培养基=1：1000。

（二）1.5%琼脂糖凝胶配制

称取 1.5g 琼脂糖，置于锥形瓶中，加入 100ml 1×TAE 稀释缓冲液，放入微波炉里加热沸腾，加热过程中要取出锥形瓶摇动数次，使琼脂糖全部熔化，室温放置待液体冷却到60℃左右时（约 10min），加入 5μl 染料，摇匀液体后倒入事先准备好的制胶槽中并插入制备上样孔的齿梳，室温放置约 15min 后呈现半透明固体胶块。

六、实 验 方 法

（一）提取组织 RNA

说明：根据操作说明书进行，均为 RNase-free 操作。

（1）取材，将组织置于一个新的去除 RNase 的离心管中，加入 1ml Trizol 试剂。装好匀浆钻头，用冰浴的匀浆钻头迅速匀浆组织使成浑浊状液体，室温放置 5min。

（2）加入 200μl 氯仿，用力振荡 15s，混匀消除泡沫，室温静置 15min。

（3）4℃，12 000g，离心 15min（离心机提前预冷）。

（4）从每管中吸取上清至另一新的 1.5ml 离心管[水相与有机相分层，小心吸取上层（水相含有 RNA）]。

（5）加入等体积–20℃预冷的异丙醇，混匀后–20℃沉淀 1～2h，甚至过夜。

（6）4℃，12 000g 离心 10min 后，去上清。

（7）加入至少 1ml 4℃预冷的 75%乙醇，洗涤沉淀及离心管壁。

（8）4℃，10 000g 离心 5min，弃上清。

（9）4℃，10 000g 再次离心 5min，吸去残液，室温干燥（不需完全干燥，完全干燥后 RNA 难溶解）。

（10）加入 20μl RNase-free 水，至完全溶解，紫外分光光度计测定 RNA 的浓度。

（二）RNA 浓度检测

使用微量分光光度计测定 RNA 浓度及纯度，OD_{260}/OD_{280} 值在 1.8～2.0 之间为纯度较好的 RNA。

（1）加 1.5μl DEPC-H$_2$O 清洗检测探头 2 次。

（2）使用 DEPC-H$_2$O 调零。

（3）加入 1.5μl 样品开始检测（加样前混匀样品）。

（4）所有样品置于冰上操作。

（三）反转录聚合酶链反应（RT-PCR）

选用 OD$_{260}$/OD$_{280}$ 值在 1.7～2.0 的 RNA 用来反转录合成 cDNA，使用试剂盒中的试剂，包括 5×PrimeScript RT Master Mix、总 RNA、RNase-free 水。

所有枪头、离心管提前使用 DEPC 处理；取 1μg 的 RNA 反转录合成 cDNA，反应体系见表 2-6-3，反应程序见表 2-6-4。

表 2-6-3　反应体系

序号	试剂	1×体系	10×体系
1	5×PrimeScript RT Master Mix	2μl	20μl
2	总 RNA		
3	RNase-free 水	不多于 10μl	

表 2-6-4　RT-PCR 反应程序

序号	温度	时间	备注
1	37℃	15min	
2	85℃	5s	反转录反应
3	4℃	保存	

得到的 RT-PCR 反应产物——cDNA 可立即用于 PCR，也可保存在–80℃下备用。

（四）引物的设计与合成

美国国家生物技术信息中心（National Center for Biotechnology Information，NCBI）中找到目的基因序列的 CDS 区域，进行设计合成。

（五）目的基因片段的 PCR 扩增

以 cDNA 为模板，应用 Premix Taq Version2.0（TaKaRa）试剂，以 cDNA 为模板进行扩增，冰上配制 PCR 反应液，反应体系见表 2-6-5，反应程序见表 2-6-6。

表 2-6-5　PCR 扩增体系

序号	试剂	1×体系	10×体系
1	Premix Taq	25μl	250μl
2	cDNA 模板	1μl	10μl
3	上游引物（20μm）	1μl	10μl
4	下游引物（20μm）	1μl	10μl
5	灭菌蒸馏水	22μl	220μl

表 2-6-6 PCR 扩增反应程序

序号	温度	时间	过程	备注
1	95℃	3min	预变性	
2	95℃	30s	变性	序号 2~4 重复
3	55℃	30s	退火	35 个循环
4	72℃	45s	延伸	
5	72℃	8min	再延伸	
6	4℃		保存	

（六）PCR 扩增产物电泳检测及胶回收

（1）配制 1.5% 琼脂糖凝胶，将凝胶置于含 1×TAE 缓冲液的电泳槽中。

（2）取 10μl 上述 PCR 扩增产物于凝胶上样孔中，在 100V 电压条件下电泳 20~30min。

（3）电泳结束后取出凝胶并采用紫外凝胶成像分析拍照。

（4）切胶，戴好防紫外线的眼镜，用干净锋利的刀片在紫外线灯下将单一所需的目的 DNA 条带从琼脂糖凝胶中切下（尽量切除多余部分），放入干净的离心管中并称取重量。

（5）使用凝胶纯化试剂盒参照说明书进行回收纯化。

（七）重组质粒的构建（连接与转化）

1. 连接反应 回收纯化 DNA 产物与 PCRⅡ-TOPO 载体的连接反应（TOPO®TA Cloning® Kit，Invitrogen 450640），反应体系见表 2-6-7。

表 2-6-7 连接反应体系

序号	成分	体系	备注
1	纯化的目的基因	0.5~4μl	
2	Solution buffer	1μl	室温放置
3	载体	1μl	30s 至 30min
4	ddH₂O	添加至 6μl	

2. 重组质粒的转化

（1）取感受态细胞 DH5α（100μl）于冰上，取出质粒在冰上解冻。

（2）向感受态细胞悬液中加入质粒，每次加入 0.5~1μl 质粒。

（3）轻弹离心管底部以混匀内容物，在冰上静置 30min。

（4）30min 后将离心管取出置于 42℃水浴中放置 2min。

（5）迅速取出离心管，冰浴 2min，整个过程都要轻拿轻放。

（6）向每个离心管中加入 500μl 的 LB 液体培养基（不含抗生素），混匀后放入 37℃摇床中振荡培养 1h（转速大于 150g）。

（7）将涂布棒灭菌，取出固体培养板，做好标记，用涂布棒将相应的感受态细胞涂于平板上。

（8）将平板倒置于 37℃培养箱（180g）中培养过夜。

（9）待平板长出菌落，并且还没有长成片时，将培养板拿出来放于 4℃下，防止长得太密。用枪头挑选单个菌落，放于装有液体培养基的离心管（50ml）中，将离心管放入 37℃培养箱中继续培养（12～14h）。

（八）菌落 PCR 鉴定

次日挑取单个克隆菌落进行 PCR 鉴定，反应体系见表 2-6-8，反应程序见表 2-6-9。

表 2-6-8　菌落 PCR 反应体系

序号	试剂	1×体系	10×体系
1	Premix Taq	12.5µl	125µl
2	上游引物（20µm）	0.5µl	5µl
3	下游引物（20µm）	0.5µl	5µl
4	灭菌蒸馏水	11.5µl	115µl
5	菌落	接种环蘸取少许	

表 2-6-9　菌落 PCR 反应程序

序号	温度	时间	过程	备注
1	95℃	3min	预变性	
2	95℃	30s	变性	
3	55℃	30s	退火	序号 2～4 重复
4	72℃	45s	延伸	35 个循环
5	72℃	8min	再延伸	
6	4℃		保存	

使用 1.5%琼脂糖凝胶检测，若有阳性克隆，则挑取阳性克隆菌落于 5ml 含氨苄青霉素（Amp）和硫酸卡那霉素（Kan）抗生素的 LB 液体培养液中，37℃，180～200g，过夜摇菌。

（九）提取质粒

次日，使用试剂盒提取质粒，并保存甘油菌种于–80℃冰箱中冻存。电泳检测并送去公司进行测序。

（十）测序

分装 10µl 提取好的质粒进行测序，测序结果用 NCBI 在线 BLAST 程序与 GenBank 中已发表的目的基因序列进行同源性比对分析。

（十一）地高辛标记的目的基因 cRNA 反义探针的制备和纯化

1. cRNA 反义探针的制备和纯化

（1）将重组质粒用载体上启动子位点 T7、SP6 引物扩增（Premix Taq Version2.0，TaKaRa D331A），反应体系见表 2-6-10，反应程序见表 2-6-11。

表 2-6-10　PCR 反应体系

序号	试剂	1×体系	10×体系
1	Premix Taq	25μl	250μl
2	T7（20μm）	1μl	10μl
3	SP6（20μm）	1μl	10μl
4	灭菌蒸馏水	22μl	220μl
5	DNA	1μl	10μl

表 2-6-11　PCR 反应程序

序号	温度	时间	过程	备注
1	95℃	3min	预变性	
2	95℃	30s	变性	序号 2~4 重复
3	55℃	30s	退火	35 个循环
4	72℃	60s	延伸	
5	72℃	8min	再延伸	
6	4℃	保持	保存	

（2）将所得 PCR 扩增产物经 1.5%琼脂糖凝胶电泳检测,采用凝胶回收试剂盒(OMIGA)回收并纯化 PCR 扩增片段,使用 30μl 洗脱,回收得到的产物用微量分光光度计测定浓度并作为体外转录的模板,操作过程中要严格防止 RNase 污染。

（3）地高辛标记探针合成体系见表 2-6-12。

表 2-6-12　反应体系

序号	试剂	1×体系	10×体系
1	10×NTP DIG 标记混合物	2μl	20μl
2	10×转录缓冲液	2μl	20μl
3	RNase 抑制剂	1μl	10μl
4	RNA 多聚酶（T7 或 SP6 RNA 聚合酶）	2μl	20μl
5	模板 DNA	13μl	130μl

（4）反应混合物在 37℃金属浴中反应 4h 以上,取 1μl 反应产物于 1.5%琼脂糖凝胶电泳观察有无探针合成（电泳槽中换新的 1×TAE buffer）。

（5）加入 2μl RNase-free DNase Ⅰ ,2U/μl）并于 37℃水浴孵育 15min 以消除模板 DNA。

（6）加入 0.8μl EDTA,此时体积为 20–1+2+0.8=21.8μl。

（7）加入 1/4 总体积的乙酸铵终止反应,即 5.7μl。

（8）再加入 $10×V$,即 57μl 的无水乙醇并振荡混匀后在–80℃冰箱中放置 1h。

（9）15 000g,4℃离心 15min,沉淀探针。

（10）弃上清,用 80%乙醇（DEPC 处理的去离子水配制）700μl 洗涤沉淀。15 000g,4℃离心 10min。

（11）弃上清,15 000g,4℃离心 5min。

（12）吸干残液,将沉淀在通风橱中干燥 10~15min 后,加入 30μl DEPC 水（或 RNase-free 水）溶解沉淀。

2. 探针质量与浓度鉴定

（1）合成的两条探针经 1.5%琼脂糖凝胶电泳鉴定并用微量分光光度计测定探针浓度（$OD_{260}/OD_{280}=1.8\sim2.0$，$OD_{260}/OD_{230}>2.0$）。

（2）将合成的 cRNA 反义探针分装置于-20℃冰箱中保存待用。

3. 荧光原位杂交实验检测 cRNA 反义探针的特异性

（1）取一只正常成年 C57BL/6J 小鼠，用 1%戊巴比妥钠（4ml/kg）深度麻醉。

（2）依次以 30ml 0.01mol/L DEPC-PBS 和 100ml 40g/L 多聚甲醛行左心室灌注，小心剥离实验组织。

（3）于4℃环境下用多聚甲醛灌注液过夜固定（用于荧光原位杂交试验）。

（4）将组织转移浸没于 30%蔗糖溶液中脱水至沉底，最后取出组织用 OTC 包埋。

（5）冰冻切片机连续冠状切片至需要的层面，切片厚度为 25～30μm。

4. 杂交前准备及杂交

（1）选取上述组织切片于室温条件下经含有 2% H_2O_2 的 0.1mol/L DEPC-PBS 处理 10min 以阻断内源性过氧化物酶。

（2）用 0.1mol/L DEPC-PBS 室温漂洗 10min。

（3）用含 0.3% Triton X-100 的 0.1mol/L DEPC-PBS 处理 20min（增加组织通透性）。

（4）用乙酰化液处理 10min，于 0.1mol/L DEPC-PBS 中清洗 1 次，室温 10min，乙酰化液配方见表 2-6-13。

防止探针与组织中碱性蛋白之间的静电结合，降低背景。

表 2-6-13 乙酰化液的配制（5ml）

序号	组分	体积	备注
1	1mol/L 三乙醇胺	500μl	
2	乙酸酐	12.5μl	反应前添加乙酸酐
3	DEPC-ddH$_2$O	定容至 5ml	

1mol/L 三乙醇胺的配制（50ml，pH6.8）：三乙醇胺：6.8ml，加 DEPC-ddH$_2$O 至 50ml，约 1ml 浓盐酸调 pH。

（5）用 0.1mol/L DEPC-PBS 室温漂洗 10min。

（6）用 0.1mol/L DEPC-PBS 室温漂洗 10min。

（7）接着将组织切片放入预杂交液中，58～60 ℃预杂交 1h 以封闭非特异性结合位点，杂交液配方见表 2-6-14。

表 2-6-14 杂交液的配制（1000μl）

序号	组分	体积	配制比例
1	甲酰胺	500μl	1：2
2	20×SSC	250μl	1：4
3	10%封闭液	200μl	1：5
4	2% NLS	50μl	1：20
5	10% SDS	10μl	1：100

10%封闭液配制：

1）首先配制马来酸缓冲液（0.1mol/L 马来酸，0.15mol/L NaCl，pH7.5），40ml 为例：

$$mol/L\ 马来酸，MW=116.07g/mol$$
$$m=0.1mol/L\times40ml\times10^{-3}\times116.07g/mol=0.464g$$
$$0.15mol/L\ NaCl，MW=58.44g/mol$$
$$m=0.15mol/L\times40ml\times10^{-3}\times58.44g/mol=0.351g$$

使用 NaOH 调节 pH 至 7.5。

2）加入 4g 阻断剂，混匀，121℃，高压 15min，冷却至室温，分装于 1.5ml 离心管中，–20℃保存。

（8）分别于两组切片中加入探针并使探针终浓度为 1μg/μl。于 58～60℃杂交炉中恒温孵育 16～20h。

（9）同时设立省略探针的空白对照。注：以上操作严格在无 RNase 环境中进行。

5. 杂交后处理及显色

（1）杂交过夜后将组织切片置于洗涤液（Wash buffer）中 58℃浸洗 20min。

（2）Wash buffer 中 58℃浸洗 20min，配方见表 2-6-15。

（3）RNase 缓冲液中室温孵育 5min。

（4）加入终浓度为 20μg/ml 的 RNase A，在 RNase 缓冲液中，恒温 37℃条件下作用 30min 以消化未结合的 cRNA 探针。

表 2-6-15 Wash buffer 的配制

组分	与总体积的比例	10ml	20ml	30ml	40ml	50ml
甲酰胺	1：2	5ml	10ml	15ml	20ml	25ml
20×SSC	1：10	1ml	2ml	3ml	4ml	5ml
2% NLS	1：20	0.5ml	1ml	1.5ml	2ml	2.5ml
ddH₂O		3.5ml	7ml	10.5ml	14ml	17.5ml

RNase A 母液浓度 10mg/ml，稀释 500 倍，即 10ml 液体中加入 20μl RNase A，RNase 缓冲液配方见表 2-6-16。

表 2-6-16 RNase 缓冲液的配制

组分	与总体积的比例	10ml	20ml	30ml	40ml
1mol/L Tris-HCl，pH8.0	1：100	0.1ml	0.2ml	0.3ml	0.4ml
0.5mol/L EDTA	1：500	0.02ml	0.04ml	0.06ml	0.08ml
5mol/L NaCl	1：10	1ml	2ml	3ml	4ml
ddH₂O		8.88ml	17.76ml	26.64ml	35.52ml

（5）2×SSC，0.1% NLS，37℃恒温，20min。

（6）2×SSC，0.1% NLS，37℃恒温，20min，配方见表 2-6-17。

（7）0.2×SSC，0.1% NLS，37℃恒温，20min。

（8）0.2×SSC，0.1% NLS，37℃恒温，20min，配方见表 2-6-18。

表 2-6-17　2×SSC，0.1% NLS 的配制

组分	与总体积的比例	10ml	20ml	30ml	40ml	50ml
20×SSC	1：10	1ml	2ml	3ml	4ml	5ml
2% NLS	1：20	0.5ml	1ml	1.5ml	2ml	2.5ml
ddH$_2$O		8.5ml	17ml	25.5ml	34ml	42.5ml

表 2-6-18　0.2×SSC，0.1% NLS 的配制

组分	与总体积的比例	10ml	20ml	30ml	40ml	50ml
20×SSC	1：100	0.1ml	0.2ml	0.3ml	0.4ml	0.5ml
2% NLS	1：20	0.5ml	1ml	1.5ml	2ml	2.5ml
ddH$_2$O		9.6ml	18.8ml	28.2ml	37.6ml	47ml

（9）TS 7.5 溶液中室温孵育 5min，配方见表 2-6-19。

表 2-6-19　TS 7.5 溶液的配制

组分	与总体积的比例	50ml	100ml	150ml	200ml
1mol/L Tris-HCl，pH7.5	1：10	5ml	10ml	15ml	20ml
5mol/L NaCl	3：100	1.5ml	3ml	4.5ml	6ml
ddH$_2$O		43.5ml	87ml	130.5ml	174ml

（10）切片置于 TBS（含有 1% Blocking reagent 的 TS 7.5 溶液）中室温封闭 1～3h 均可。

（11）加入地高辛抗体（POD-anti-DIG，1：1500～1：100，常用 1：1000）室温孵育过夜。

（12）TNT 溶液（含有 0.05% Tween 的 TS 7.5 溶液）中蘸一下。

（13）将切片放入 TNT 溶液，室温孵育 10min，重复 1 次。

（14）将切片放入 0.1mol/L PB 浸洗 10min。

（15）进行 TSA-Biotin（1：3000）信号放大反应，孵育切片 5～10min，配方见表 2-6-20。

表 2-6-20　5ml TSA-Biotin 的配制

组分	稀释比例	5ml	10ml	
TSA	1%	0.05g	0.1g	
酪氨酰胺-生物素	1:5000～1:200 000	5μl	10μl	室温孵育 5～
氧化还原酶	母液 1mg/ml，工作浓度 3μg/ml	15μl	30μl	10min。80g
DEPC-PBS		定容至 5ml	定容至 10ml	

孵育结束后，直接在 TSA-Biotin 中加入 β-D-葡萄糖（200mg/ml）按 1：100 稀释即 5ml TSA-Biotion 加 50μl β-D-葡萄糖，室温孵育 30min。

（16）将切片放入 6 孔板中，加入 0.1mol/L PB 浸洗 10min。

（17）6 孔板中更换 TNT 溶液，室温浸洗 10min，重复 1 次。

（18）6 孔板中加入异硫氰酸荧光素（FITC）-avidin（1：500）的 TBS 溶液避光孵育 3h。

（19）用细胞核标志物 DAPI（1∶1000）进行衬染，室温下 10min（直接加入 6 孔板中）。

（20）染色结束后，6 孔板中加入 TNT 溶液，室温浸洗 10min，重复 3 次。

（21）最后避光条件下裱片、封片，激光共聚焦显微镜观察与拍照。

七、注 意 事 项

1. 灌注取材时，PBS、多聚甲醛使用 DEPC 处理。

2. 切片时使用的器械需要用 75%乙醇擦洗干净。

3. 杂交液内除含一定浓度的标记探针外，还含有较高浓度的盐类、甲酰胺、硫酸葡聚糖、牛血清白蛋白及载体 DNA 或 RNA 等。

4. 硫酸葡聚糖能与水结合，从而减少杂交液的有效容积，提高探针有效浓度，以达到提高杂交率的目的。

5. 探针浓度依其种类和实验要求略有不同，一般为 0.5～5.0μg/ml（0.5～5.0ng/μl）。最适宜的探针浓度要通过实验才能确定。

6. 探针的长度一般应为 50～300 个碱基，最长不超过 400 个碱基。探针短易进入细胞，杂交率高，杂交时间短。

（吴菲菲　陈　晶　吴有盛）

第七节　RNAscope®实验技术

一、实 验 原 理

RNAscope®是一项新颖的用于检测位于完整细胞中目标 RNA 的原位杂交（in situ hybridization，ISH）检测技术。原位杂交技术利用核酸分子单链之间互补的碱基序列，将有放射性或非放射性的外源核酸（即探针）与组织、细胞或染色体上待测 DNA 或 RNA 互补配对，结合成专一的核酸杂交分子，经一定的检测手段将待测核酸在组织、细胞或染色体上的位置显示出来。RNA 原位杂交是基于反义 RNA 与靶基因 RNA 的碱基配对原理，利用地高辛标记的反义 RNA 为探针，与切片杂交，从而原位显示 RNA 的表达部位和相对丰度。

二、实 验 材 料

动物组织冰冻切片。

三、实 验 试 剂

新鲜 0.01mol/L PBS、新鲜 4%多聚甲醛，10%蔗糖溶液、20%蔗糖溶液、30%蔗糖溶液，RNAscope®多通道二代荧光试剂盒，染料 Opal 520 试剂、染料 Opal 570 试剂、染料 Opal 690 试剂、探针稀释液 RNAscope、DAPI、防猝灭荧光封片剂等。

四、实 验 方 法

1. 组织的准备　灌注及固定组织：20ml 0.01mol/L PBS 快速灌流小鼠心脏，换 40ml 4%多聚甲醛固定组织，快速取材，将小鼠脑组织放入 4%多聚甲醛中，4℃下后固定 24h。

脱水：换 10%蔗糖溶液，待组织沉底后换 20%蔗糖溶液，待组织沉底后换 30%蔗糖溶液。

冰冻切片：OCT 包埋组织，30min 后切片，厚度为 15μm，贴于防脱载玻片上。

组织处理前，37℃烤片 3h。

0.01mol/L PBS 洗 5min，室温。

双氧水孵育 10min，室温。

蒸馏水洗 2min，2 次，室温。

1×靶标修复液 96℃煮 10min（靶标修复液提前配好，用 96℃的水浴锅提前煮 10～20min）。

蒸馏水洗 2min，2 次，室温。

无水乙醇洗 3min，室温；用免疫组化笔画疏水圈。

蛋白酶Ⅲ杂交炉孵育 30min，40℃。

蒸馏水洗 2min，2 次，室温。

2. 杂交　探针混匀后加到相应的玻片上，杂交炉孵育 2h，40℃（3 个通道探针的稀释比例 C1∶C2∶C3 = 1∶50∶50）；1×Wash buffer 洗 2min，2 次，室温；Amp1 杂交炉孵育 30min，40℃；1×Wash buffer 洗 2min，室温；Amp2 杂交炉孵育 30min，40℃；1×Wash buffer 洗 2min，室温；Amp3 杂交炉孵育 15min，40℃；1×Wash buffer 洗 2min，室温；HRP C1 杂交炉孵育 15min，40℃；1×Wash buffer 洗 2min，室温；Opal 520 染料（根据自身需求选择染料颜色，不同通道标记的颜色不同即可），杂交炉孵育 30min，40℃。此后步骤应避光操作。1×Wash buffer 洗 2min，室温；HRP blocker，杂交炉孵育 30min，40℃；1×Wash buffer 洗 2min，室温；HRP C2 杂交炉孵育 15min，40℃；1×Wash buffer 洗 2min，室温；Opal 570 染料，杂交炉孵育 30min，40℃；1×Wash buffer 洗 2min，室温；HRP blocker，杂交炉孵育 30min，40℃；1×Wash buffer 洗 2min，室温；HRP C3，杂交炉孵育 15min，40℃；1×Wash buffer 洗 2min，室温；Opal 690 染料，杂交炉孵育 30min，40℃；1×Wash buffer 洗 2min，室温；HRP blocker，杂交炉孵育 30min，40℃；1×Wash buffer 洗 2min，室温；DAPI（1∶1000），5min，室温；封片；共聚焦显微镜图像采集。

五、注 意 事 项

1. 贴片　冰冻切片时，保证切片平整，无卷曲，平铺于防脱载玻片上。若组织与载玻片贴合不紧密，中间产生气泡，容易导致后期实验过程中脱片。

2. 烤片　烤片的温度和时间可自己把握，有另外实验室的操作流程：60℃烤片 30min，10%中性福尔马林后固定 10min，梯度乙醇脱水（50%乙醇 5min，70%乙醇 5min，100%乙醇 10min），目的都是防止掉片。也有实验室未进行此步骤。

3. 双氧水 双氧水处理组织也容易造成掉片，可用蒸馏水将其 1：1 稀释。

4. 使用新鲜的 4% 多聚甲醛、0.01mol/L PBS 现配现用，尤其是 4% 多聚甲醛，否则会影响杂交效果。

（罗婷婷）

第八节　细胞凋亡与周期检测

一、实验原理

1. 细胞周期检测的基本原理 细胞周期 （cell cycle）也称"细胞分裂周期"，是指一个细胞经生长、分裂而增殖成两个细胞所经历的全过程，通常可分为若干阶段，即 G_1 期、S 期、G_2 期和 M 期（图 2-8-1）。

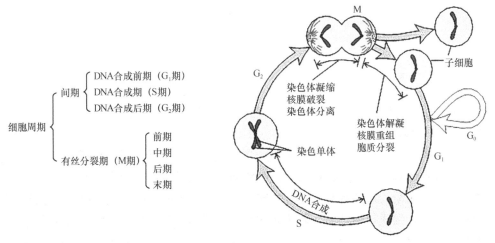

图 2-8-1　细胞分裂周期

2. 细胞周期检测的常用方法

（1）PI 染色流式检测细胞周期：PI，即碘化丙啶，可以与细胞内 DNA 和 RNA 结合，采用 RNase 将 RNA 消化后，通过流式细胞术检测到的与 DNA 结合 PI 的荧光强度直接反映了细胞内的 DNA 含量（图 2-8-2）。

（2）BrdU 掺入法（S phase）：5-溴脱氧尿嘧啶核苷 （5-bromodeoxyuridine，BrdU）能取代胸腺嘧啶渗入到新复制的 DNA 子链中，广泛用于检测细胞培养物、组织切片中的 S 期细胞。简要实验步骤：活细胞状态时标记—固定—盐酸 DNA 变性（BrdU 抗原表位暴露）—免疫荧光化学检测。

3. 细胞凋亡 是由体内外因素触发细胞内预存的死亡程序而导致细胞死亡的过程，又称程序性细胞死亡 （programmed cell death，PCD）。目前细胞死亡分类系统由细胞死亡命名委员会 （Nomenclature Committee on Cell Death，NCCD）于 2018 年更新。基于功能方面的差异，细胞死亡可分为意外性细胞死亡 （accidental cell death，ACD）和调节性细胞死亡 （regulated cell death，RCD）。意外性细胞死亡：是不受控制的细胞死亡过程，由意外的伤害刺激触发，这些伤害刺激超出了细胞的可调节能力，从而导致细胞死亡的发生。调节性细胞死亡：涉及效应分子参与的信号级联反应，具有独特的生化特征、形态特征和免疫学后果；其中发生在生理条件下的调节性细胞死亡也被称为程序性细胞死亡。

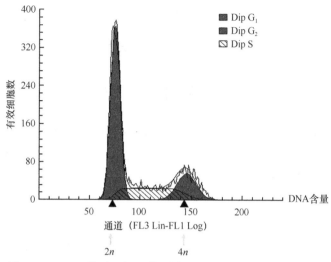

图 2-8-2 G_0/G_1 期（$2n$），S 期（介于 $2n\sim4n$），G_2/M 期（$4n$）

细胞凋亡的重要特征：胞体皱缩；细胞器减少；线粒体破坏；染色质凝聚，核分块。

4. 细胞凋亡检测常用方法

（1）线粒体膜势能的检测（JC-1 染色）：多种细胞凋亡刺激因子均可诱导不同的细胞发生凋亡，而线粒体膜电位下降，被认为是细胞凋亡级联反应过程中最早发生的事件，一旦线粒体跨膜电位崩溃，则细胞凋亡不可逆转。线粒体跨膜电位的存在，使一些亲脂性阳离子荧光染料可结合到线粒体基质，其荧光的增强或减弱说明线粒体内膜电负性的增高或降低。正常细胞线粒体膜电位较高，JC-1 以聚合物形式存在，产生红色荧光。凋亡细胞线粒体膜电位较低，JC-1 以单体形式存在，产生绿色荧光。

（2）磷脂酰丝氨酸外翻分析（Annexin-V 法）：磷脂酰丝氨酸（phosphatidylserine，PS）正常位于细胞膜的内侧，但在细胞凋亡的早期，PS 可从细胞膜的内侧翻转到细胞膜的表面，暴露在细胞外环境中。Annexin-V 是一种 Ca^{2+} 依赖性磷脂结合蛋白，能与 PS 高亲和力特异性结合。以标记了荧光素的 Annexin-V 作为探针，利用流式细胞仪或荧光显微镜可检测细胞凋亡的发生。该方法主要用于离体培养细胞的观察。

（3）DNA 片段化检测：细胞凋亡时主要的生化特征是染色质浓缩，染色质 DNA 在核小体单位之间的连接处断裂，形成 50～300kb 长的 DNA 大片段，或 180～200bp 整数倍的寡核苷酸片段，在凝胶电泳上表现为 DNA 梯形条带（DNA ladder）。该方法可用于离体培养细胞的观察。

（4）Caspase-3 活性的检测：半胱氨酸蛋白酶 Caspase 家族在介导细胞凋亡的过程中起着非常重要的作用，其中 Caspase-3 为关键的执行分子，它在凋亡信号传导的许多途径中发挥功能。Caspase-3 正常以酶原（32kDa）的形式存在于胞质中，在凋亡的早期阶段，它被激活，活化的 Caspase-3 由两个大亚基（17kDa）和两个小亚基（12kDa）组成，裂解相应的胞质胞核底物，最终导致细胞凋亡。但在细胞凋亡的晚期和死亡细胞，Caspase-3的活性明显下降。

（5）TUNEL法——末端脱氧核苷酸转移酶介导的缺口末端标记法：细胞凋亡中，染色体DNA断裂产生大量的黏性3′-OH末端，可在末端脱氧核苷酸转移酶（terminal deoxynucleotidyl transferase，TdT）的作用下，将荧光素标记的脱氧核苷酸添加到DNA的3'端，从而可进行凋亡细胞的检测。TUNEL法是分子生物学与形态学相结合的研究方法，对单个凋亡细胞核进行原位染色，能准确反映细胞凋亡典型的生物化学和形态特征，可用于石蜡包埋组织切片、冰冻组织切片和培养的细胞，并可检测出极少量的凋亡细胞，因而被广泛采用。

二、实 验 材 料

动物组织或者贴壁细胞。

组织的准备：取实验区域组织，置于1.5ml离心管中，放于–80℃下保存备用。

贴壁细胞的准备：取6孔板中的细胞，预冷的PBS清洗3次，放于–80℃下保存备用。

三、实 验 试 剂

0.2% Triton X-100，0.01mol/L PBS，4%甲醛，TdT反应液，平衡缓冲液，蛋白酶K溶液，2×SSC柠檬酸钠缓冲液，封片剂等。

四、实 验 方 法

1. 贴壁细胞凋亡的TUNEL法

（1）固定：将载玻片在4℃的PBS中浸泡5min，之后在4%的甲醛中固定25min。

（2）冲洗：将载玻片浸泡在PBS中2次，每次5min。

（3）渗透：将玻片浸入0.2% Triton X-100 PBS中5min。

（4）冲洗：将载玻片浸泡在PBS中2次，每次5min。

（5）平衡：添加100μl平衡缓冲液。室温平衡5～10min。

（6）标记：此步骤需避光。在细胞上加入50μl的TdT反应液，涂抹面积不大于5cm^2。不要让细胞完全干燥。盖上盖玻片，以确保混合均匀。置于湿盒37℃中孵育60min。

（7）停止反应：移除盖玻片。将载玻片浸入2×SSC中15min。

（8）洗涤：将载玻片浸入PBS中3次，每次5min。

（9）封片：在载玻片上添加封片剂。

（10）衬染：要显示所有细胞核，请使用DAPI。

（11）分析：荧光显微镜下检测凋亡细胞的局部绿色荧光。DAPI染色的细胞核将呈蓝色。

2. 组织冰冻切片TUNEL法

（1）固定：将载玻片在4%的甲醛中浸泡15min。

（2）冲洗：将载玻片浸泡在 PBS 中 2 次，每次 5min。

（3）渗透：加入 20μg/ml 蛋白酶 K 溶液 100μl。室温孵育 8～10min。可能需要优化。注：组织切片厚度 4～6μm 可能需要较长的孵育时间。然而，随着蛋白酶 K 孵育时间的延长，在随后的清洗步骤中，从载玻片中释放组织的风险增加。

（4）冲洗：将载玻片浸泡在 PBS 中 5min。

（5）重复固定：将载玻片在 4%的甲醛中浸泡 5min。

（6）冲洗：将载玻片浸泡在 PBS 中 5min。

（7）平衡：添加 100μl 平衡缓冲液。室温平衡 5～10min。

（8）标记：此步骤需避光。将 50μl 的 TdT 反应液加入组织中。TdT 覆盖面积不大于 5cm^2。不要让组织完全干燥。盖上盖玻片，以确保混合均匀。置于湿盒 37℃中孵育 60min。

（9）停止反应：移除盖玻片。将载玻片浸入 2×SSC 中 15min。

（10）冲洗：将载玻片浸在 PBS 中 3 次，每次 5min。

（11）封片：在载玻片上添加封片剂。

（12）衬染：要显示所有细胞核，请使用 DAPI。

（13）分析：荧光显微镜下检测凋亡细胞的局部绿色荧光。DAPI 染色的细胞核将呈蓝色。

五、注 意 事 项

1. 必须设立阳性和阴性对照。阳性对照的切片可使用 DNase I 部分降解的标本；阴性对照不加 TdT，其余步骤与实验组相同。

2. 蛋白酶 K 消化蛋白后，组织易变软烂，需要小心操作。

3. TUNEL 反应液临用前配制，短时间在冰上保存。不宜长期保存，否则酶易失活。

4. 细胞通透的时间　一般根据切片的厚薄，选择蛋白酶 K 的孵育时间，常用 10～30min。几微米切片用短时间，几十微米切片用长时间。通过摸索达到既不脱片，又能够使后面的酶和抗体进入细胞内。

5. 适当延长 TUNEL 反应液的时间　一般是 37℃ 1h，可根据凋亡损伤程度，选择更长的时间，但要结合最终的背景着色。

6. PBS 的充分清洗　在 TUNEL 反应后和酶标反应后的清洗应十分严格，次数可增加至 5 次，因为这些清洗直接决定最后切片的非特异性着色。

7. 配制 2×SSC 时注意其母液应充分溶解。

（赵湘辉　刘勃志　田　菲）

第九节　HE 染色技术

一、实 验 原 理

苏木精-伊红染色（hematoxylin-eosin staining），简称 HE 染色。碱性的苏木精染液可使细胞核内的染色质与核糖体着紫蓝色；酸性伊红染料可使得细胞质成分着红色。HE 染色法是组织学、胚胎学、病理学及科研中最基本、使用最广泛的技术方法。

细胞核染色质的主要成分为 DNA，DNA 的双螺旋中，两条侧链上磷酸基向外，呈酸性，带负电荷，很容易与带正电荷的苏木精碱性染料结合而被染色，苏木精在碱性溶液中呈蓝色，所以细胞核被染成蓝色。细胞质内主要成分是蛋白质，为两性化合物。当 pH=等电点 pH（4.7～5.0）时，胞质对外不显电性，染料不易染色。当 pH＞等电点 pH，带负电荷，可被带正电的染料染色。当 pH＜等电点 pH，带正电荷，可被带负电荷的染料染色。伊红可在水中离解成带负电荷的阴离子，与蛋白质的氨基正电荷（阳离子）结合而使细胞质染色，与蓝色的细胞核形成鲜明的对比。

二、实 验 材 料

动物组织石蜡切片。

三、实 验 试 剂

苏木精染液：称取苏木精粉 0.5g，铵矾 24g 溶解于 70ml 蒸馏水中，然后取 NaIO 31g，水 5ml，再加入甘油 30ml 和冰醋酸 2ml，混合均匀，滤纸过滤，备用。

伊红染液：称取 0.5g 水溶性伊红染液，溶于 100ml 蒸馏水中。

稀盐酸乙醇溶液：用 75%乙醇配制 1%盐酸。

系列浓度的乙醇、二甲苯、中性树胶等。

四、实 验 方 法

HE 染色的主要步骤：

脱蜡→水化→苏木精染细胞核→分化→伊红染细胞质→脱水→透明→封片。

1. 石蜡切片脱蜡、水化 依次将切片放入二甲苯Ⅰ10min—二甲苯Ⅱ10min—无水乙醇Ⅰ5min—无水乙醇Ⅱ5min—95%乙醇溶液 5min—90%乙醇溶液 5min—80%乙醇溶液 5min—70%乙醇溶液 5min—蒸馏水洗。

2. 苏木精染细胞核、分化 切片入 Harris 苏木精染 3～8min，自来水冲洗，1%的盐酸乙醇分化数秒，自来水冲洗，0.6%氨水返蓝，流水冲洗。

3. 伊红染细胞质 切片入伊红染液中染色 1～3min。

4. 脱水、透明、封片 将切片依次放入 95%乙醇溶液Ⅰ5min—95%乙醇溶液Ⅱ5min—无水乙醇Ⅰ5min—无水乙醇Ⅱ5min—二甲苯Ⅰ5min—二甲苯Ⅱ5min 中脱水透明，将切片从二甲苯中拿出来稍晾干，中性树胶封片。

5. 显微镜镜检，图像采集分析 关键步骤解释：二甲苯用于溶解石蜡，透明切片，以利于光线的透过。梯度浓度乙醇由高到低用于脱蜡、水化，由低到高用于脱水。分化是用 1%盐酸乙醇脱去细胞核及细胞质中结合过多的苏木精染料，以确保细胞核和细胞质染色的分明。蓝化指的是苏木精在酸性条件下为红色离子状态，在碱性条件下为蓝色离子状态。

分化之后用水洗去酸而中止分化，继续用弱碱水使苏木精染上的细胞核呈现蓝色，称蓝化作用。可用自来水浸洗变蓝，也可用稀氨水。

HE 染色的特点：细胞核鲜明，核膜、核染色质颗粒均清晰可见；组织结构特点清晰显示（图 2-9-1）。

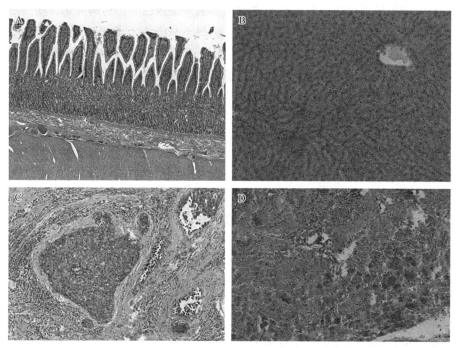

图 2-9-1　各种生理病理组织切片的 HE 染色示例
A. 小肠；B. 肝脏；C. 乳腺浸润性导管癌；D. 心肌梗死

五、注 意 事 项

1. 脱蜡必须干净　脱蜡不净，会导致切片着色不均，点状或片状不着色，核质对比不清。

脱蜡不净的原因及验证方法：

（1）二甲苯使用过久，含蜡成分太高或脱蜡效果差：可更换二甲苯验证。

（2）切片经烤片，冷却后放入二甲苯脱蜡或室温太低；延长脱蜡时间或用热的切片脱蜡验证。

（3）脱蜡时间太短或振荡太少，幅度太小；可延长脱蜡时间或以多振荡来验证。

（4）洗涤二甲苯用的乙醇使用时间过久，导致乙醇中二甲苯含量过高，二甲苯残留在切片上（由于二甲苯与水不相融，切片上有二甲苯的地方，苏木精就没有办法渗透进去，在切片染色完成后留下了点状的不着色区域）：更换各级乙醇验证。

（5）二甲苯、乙醇质量不佳：换批号验证。

（6）更换脱蜡液体时试剂拿错：需重新配制验证。

（7）更换脱蜡液体时试剂次序放错：需重新配制验证。

（8）烤片时间短，切片上水分没有烤干，也会导致着色不匀，出现点状发白区域。

2. 苏木精染色时间　苏木精染色时间的快慢由苏木精的 pH、成熟度和室温决定。一方面，当室温低于 20℃时，着色能力迅速随温度的降低而下降，因此我们必须延长苏木精的染色时间或给苏木精加热；另一方面，当室温低于 20℃，苏木精的成熟能力也在下降，因此，要提前 2～3 周配制苏木精，给苏木精一个充分的氧化时间，避免由于氧化不足而导致不容易上色的现象。

3. 蓝化　最好用流水冲洗，这样可以去除切片上残留的盐酸，以保证切片长期保存不褪色。

（任婷婷　刘勃志）

第十节　激光共聚焦显微镜使用方法

一、准 备 工 作

打开计算机。依次打开激光器电源、钥匙开关：多线氩离子（458nm、488nm、514nm）ON、氦氖绿（543nm）ON、氦氖红（633nm）ON。打开汞灯电源开关。登录操作系统。

二、显微镜镜下观察

1. 微分干涉差观察
（1）使用手控面板选择物镜。插入起偏镜。插入微分干涉滑块。
（2）点击 FV10-ASW 软件中的图标，标本聚焦。

2. 荧光观察
（1）使用手控面板选择物镜。
（2）打开汞灯的机械快门，拉出 DIC 滑块，点击 FV10-ASW 软件中的图标。
（3）使用手控面板选择荧光滤色片，标本聚焦。

3. 获取单张荧光图像
（1）点击 FV10-ASW 软件中的按钮。
（2）关闭汞灯快门，点击按钮关闭卤素灯快门。
（3）点击染料选择按钮，在染料列表中，双击用于观察的荧光染料。点击 Apply 按钮。
（4）点击 XY Repeat 按钮开始扫描。调节图像。点击 Stop 按钮停止扫描。
（5）选择 AutoHV，并选择扫描速度。
（6）点击 XY 按钮取得一幅图像。
（7）点击 SeriesDone 按钮，"2D View-LiveImage（x）"（2D 界面）就会出现。
（8）保存该幅图像。右击图像管理器中显示的图像图标，选择"另存为"保存该幅图像（保存为"xml"类型是 FV10-ASW 软件专用的图像格式）。

4. 获得单张（荧光+微分干涉）图像
（1）点击 FV10-ASW 软件中的按钮，关闭汞灯快门。点击按钮，关闭卤素灯快门。

（2）点击染料选择按钮，在染料列表中，双击用于观察的荧光染料。点击 Apply 按钮。

（3）选择 TD1。

（4）点击 XY Repeat 按钮开始扫描。调节绿色（FITC）图像和微分干涉差的图像。点击 Stop 按钮停止扫描。

（5）选择 AutoHV，并选择扫描速度。

（6）点击 XY 按钮取得一幅图像。

（7）点击 SeriesDone 按钮，"2D View-LiveImage（x）"就会出现。

（8）保存该幅图像。

5. 获取 3D 图像

例：绿色荧光（FITC）和红色荧光（rhodamine）双标（这里介绍线序列扫描取图的过程）

（1）点击 FV10-ASW 软件中的 按钮，关闭汞灯快门。同时，点击 按钮，关闭卤素灯快门。

（2）点击染料选择按钮。在染料列表中，双击用于观察的荧光染料。点击 Apply 按钮。

（3）点击序列扫描，并选择线序列方式。

（4）点击 XY Repeat 按钮开始扫描。调节绿色（AlexaFluor488）图像和红色（AlexaFluor546）图像。点击 Stop 按钮停止扫描。确定 Z 轴的上限和下限：从 AcquisilionSelling 对话框中，勾选 StepSize，并输入 StepSize 大小（点击 OP 按钮可以使用推荐的值）。

（5）点击 XY Repeat 按钮开始扫描。点击 和 按钮上移焦点位置。当图像显示到达上限时，点击 Set 按钮确定。

（6）点击 和 按钮下移焦点位置，当图像显示到达下限时，点击 Set 按钮确定。点击 Stop 按钮停止扫描。

（7）选择 AutoHV，并选择扫描速度。选择 Depth 按钮。

（8）点击 XYZ 按钮取得图像。

（9）点击 SeriesDone 按钮，"2D View-LiveImage（x）"就会出现。保存该幅图像。

三、图 像 分 析

1. 3D 图像的叠加

（1）双击资源管理器中要选择打开的文件，出现 2D 界面。

（2）点击 按钮，并选择 。

（3）保存此图像：右击此图像，选择 Savedisplay 并命名保存。

2. 3D 图像的重建

（1）以一定的角度观察 3D 图像，点击 按钮创建 3D 图像。拖动鼠标以一定的角度观察图像。

（2）观察 3D 图像的某个横截面，点击 按钮并选定 拖动鼠标观察某个垂直横断面。

（3）点击 按钮创建一个 2D 图像（带文件名）。保存该幅图像。

3. 保存图像

（1）右击图像管理器中显示的图像图标，选择 Save as，设置 Save as 类型为 TIFF（或 BMP 和 JPEG 格式）并保存。如果保存 XY 或者 XYZ 通道合并的图像，保存前检查要合并的通道并保存。

（2）保存带有比例尺的图像：右击该幅图像，选择 Savedisplay 并以新的文件名保存为 BMP 格式文件。

（3）保存动态图像：右击该图像，选择 Save as AVI 并以新的文件名保存该图像。

（4）保存到 CD-R：插入一张 CD-R 光盘，点击 OK；选择文件并拖放到 CD-R 的窗口，点击 Write these files to CD。

（5）点击 Next，开始刻录；点击 Finish 按钮结束。

四、关 闭 系 统

1. 选择 File/Exit，退出 FV10-ASW 软件。

2. 退出 Windows XP。

3. 关闭激光器。依次关闭钥匙、电源开关：多线氩离子（458nm、488nm、514nm）OFF、氦氖绿（543nm）OFF、氦氖红（633nm）OFF。

4. 关闭汞灯电源。

（吴菲菲）

第三章　实验动物学实验

第一节　小　鼠　繁　育

一、饲　养

1. 用于建系和种系保存的小鼠一般饲养于无特定病原体（specific pathogen free，SPF）级环境中。

2. 饲养室内的温度保持在 22～28℃，相对湿度维持在 40%～60%，饲养盒内温度一般比外界环境高 1～2℃，湿度高 5%～10%。昼夜明暗交替时间为 12h/12h；噪声<60dB；氨浓度不超过 20ppm，换气次数应达到每小时 10～20 次。

3. 饲料　采用 ^{60}Co γ 射线灭菌的无菌全价营养颗粒料，并可定时喂少量葵花籽。成年小鼠采食量一般为 3～7g/d，幼鼠一般为 1～3g/d，应每周添料 3～4 次，在鼠笼的料斗内应经常有足够量的新鲜干燥饲料。

4. 饮用水　为纯净水装瓶后高压灭菌，每周换水 2～3 次，成年鼠饮水量一般为 4～7ml/d，要保证饮水的连续不断，应常检查瓶塞，防止瓶塞漏水造成动物溺死或饮水管堵塞使小鼠脱水死亡。

5. 垫料　使用经高压灭菌的混合木屑或者玉米芯，鼠笼和垫料每周更换 2 次，各种操作均在超净工作台内按照无菌操作进行。

6. 日常登记和观察　每天登记各环境数据和小鼠状况，密切观察小鼠饮食、活动及全身情况，若发现异常状况，须登记检查原因。外观判断小鼠健康的标准：①食欲旺盛；②眼睛有神，反应敏捷；③体毛光滑，肌肉丰满，活动有力；④身无伤痕，尾不弯曲，天然孔腔无分泌物，无畸形；⑤粪便黑色呈麦粒状。

二、繁　育

1. 即将产崽或刚产崽的母鼠尽量不去打扰，以免刺激到母鼠，可提前加足水和饲料；产崽前可在笼盒内添加一定量的棉絮供其筑窝用。

2. 孕鼠妊娠期一般为 20 天左右；小仔出生 5～7 天可进行剪尾和剪脚趾、编号操作；19～21 天可进行分笼操作，幼鼠离乳，并将雌雄小鼠分开饲养；一般雄鼠 8 周、雌鼠 6 周左右性成熟，可用于配对繁衍。

三、注　意　事　项

1. 定时看望，少干扰，保持水及食物充足。
2. 水瓶需经常刷洗，因其内侧壁易出现微生物繁殖，对小鼠健康影响较大。

3. 进行小鼠饲养繁育时，操作轻柔、细心、安静。

（李凯峰 吴菲菲 张海铎）

第二节 鼠尾DNA-PCR鉴定

一、实 验 材 料

健康小鼠，体重25～30g。

二、实 验 试 剂

试剂：Mouse Tail Direct PCR试剂盒（鼠尾基因鉴定试剂盒），2×PCR Mix，去离子水等。

耗材：0.5ml和1.5ml离心管，121℃高压灭菌30min，烘箱烘干备用。无RNase的0.2ml八联管或单管等。

三、实验时间安排

实验时间安排见表3-2-1。

表3-2-1 鼠尾PCR实验的时间安排

序号	实验	时间	备注
1	DNA提取	1h	一天可以做完
2	PCR、电泳检测	4h	

四、样本DNA的提取

1. 取1.5ml离心管，加入100μl的Buffer MP，4μl的Foregene protease plus，轻微涡旋混匀。注：混合后不宜长期保存，配制后请尽快使用。

2. 剪取2～5mm或者5～10mg组织放入上述离心管中，轻微涡旋混匀。

3. 65℃孵育10～30min，然后95℃处理5min。

注：65℃孵育，一般10min即可满足多数PCR需求，若需要的DNA量较大，可将时间延长至30min。组织块不需要完全酶解。

4. 12 000g离心5min。

5. 4℃或–20℃保存。

五、PCR反应鉴定

1. PCR反应体系 使用0.2ml单管或者八联管配制PCR反应体系，见表3-2-2，配制好后混匀（根据不同种类转基因小鼠反应体系可以适当调整）。

表 3-2-2 PCR 反应体系

PCR 反应体系内容物	用量		终浓度
2×PCR Mix	10μl	25μl	1*
上游引物	0.5μl	1μl	0.2~0.25μl
下游引物	0.5μl	1μl	0.2~0.25μl
DNA	2μl	10μl	
ddH₂O	7μl	13μl	
总体积	20μl	50μl	

*在使用的时候取少量储存液再稀释至工作浓度。

2. PCR 反应程序 见表 3-2-3（根据不同种类转基因小鼠反应程序可以适当调整）。

表 3-2-3 PCR 反应程序

序号	温度	时间	备注
1	94℃	3min	预变性
2	94℃	10s	变性
3	50~65℃	20s	退火
4	72℃	2kb/min	延伸 30~40 个循环
5	72℃	5min	终延伸

Cre 小鼠的常用 PCR 反应程序见表 3-2-4。

表 3-2-4 Cre 小鼠 PCR 反应程序

序号	温度	时间	备注
1	94℃	4min	预变性
2	94℃	30s	
3	65℃	30s	10 个循环
4	72℃	50s	
5	94℃	30s	
6	55℃	30s	29 个循环
7	72℃	50s	
8	72℃	10min	终延伸
9	4℃	保持	保存

3. 琼脂糖凝胶电泳检测 配制 1%~2% 的琼脂糖凝胶，100V 电压，50~60min 即可。

六、PCR 结果分析

1. 标记出 DNA Marker 各分子量片段大小。

2. 识别目标条带，如图 3-2-1，野生型条带：250bp；*Gad2-cre* 突变基因条带：352bp。

3. 标注小鼠基因型：纯合，杂合，野生。

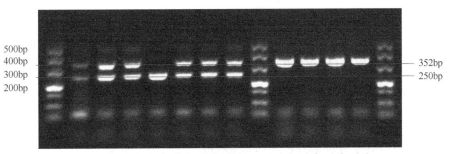

图 3-2-1　鼠尾 PCR 产物琼脂糖凝胶电泳图

七、注 意 事 项

1. 在小鼠约 4 周龄，可分笼时是进行基因型鉴定的较佳时间，提拿小鼠进行剪鼠尾、脚趾等操作较容易，且提取的 DNA 质量较高。

2. DNA 提取后及时进行 PCR，PCR 完成后及时进行电泳，效果较佳。

3. 小鼠基因型鉴定完成后，及时进行分笼。

（李凯峰　吴菲菲）

第三节　SNI 模型的建立

一、实 验 原 理

外周神经痛是一种周围神经系统损伤诱发的严重的慢性疼痛，坐骨神经损伤（SNI）模型诱发神经性疼痛的症状，如机械性异位痛，即触觉刺激引起的疼痛，可用于神经病理性疼痛的研究。SNI 小鼠模型结扎坐骨神经三支中的两支（胫神经和腓总神经），腓肠神经完好。SNI 导致足外侧区明显的超敏反应，这是由保留腓肠神经支配的。SNI 模型的优点是反应稳定，不需要专业的显微外科技术。通过 von Frey 实验检测机械性疼痛反应的阈值，一个阳性的疼痛反应被定义为突然的缩足或舔足。5 次重复刺激中有 3 次阳性反应被定义为疼痛阈值。C57BL/6J 小鼠在手术后第二天就会经历严重的疼痛，并持续数周。

二、实 验 材 料

实验动物：C57BL/6J 小鼠。
手术器械：电动剃须刀、无菌剪刀、眼科剪、止血钳、镊子、缝合针、美容线等。

三、实 验 试 剂

生理盐水、红霉素软膏、麻醉药物等。

四、实验方法

SNI 模型的制备按照 Decosterd 等的方法进行。

（一）麻醉

1. 麻醉小鼠（腹腔注射 100mg/kg 氯胺酮和 15mg/kg 噻嗪的混合物）。

2. 将小鼠放置在安静的地方，直到完全麻醉。

3. 用镊子夹住尾巴和足来检查反应。在手术前确保小鼠没有反应。

4. 背部肩部皮下注射 0.5ml 生理盐水和抗生素，如氨苄西林（避免脱水和防止感染）。

5. 使用电动剃须刀，剃除手术区域（膝盖略下到臀部）毛发。

6. 用药棉把眼药膏敷在小鼠眼睛上。

7. 把小鼠固定在平台上。

8. 用乙醇和碘伏交替冲洗消毒手术部位。

（二）手术

1. 用左手拇指定位膝盖，用手术刀在膝盖近端纵向做一个 1cm 的切口。

2. 用无菌剪刀的尖端钝性切开皮肤。

3. 在清晰可见的血管旁，靠近大腿骨（股骨）处钝性剥离肌肉层。如果操作正确，肌肉层会很容易分离而不会出血，显示出坐骨神经就在肌肉下方。如果出血发生，如由于靠近膝盖的血管损伤，使用无菌棉签吸收血液，按压直到流血停止。

4. 将小鼠置于立体显微镜下，用无菌镊子仔细分离肌肉，以观察坐骨神经。也可以使用牵开器。

5. 确定腓肠神经与坐骨神经的其他分支所在区域。腓肠神经是三个分支中最小的，在左腿向右分支。

6. 在仍平行运行的其他两个分支（胫神经和腓总神经）周围缝合（6-0 缝合线），小心操作，不要触及腓肠神经。这是关键的一步，因为腓肠神经必须保持完整。

7. 打个紧密的手术结。如果第一个结是紧的，可以观察到肢体的收缩。

8. 用一把镊子抓住缝线下面要剪断的神经，用一把小剪刀剪断上面和下面的神经。首先用镊子将神经剪断，避免其对神经的拉扯。

9. 用微型剪刀剪断缝合线的末端，轻轻闭合肌肉层。在伤口上滴一滴利多卡因，用手术线缝合。

（三）术后

1. 检查眼药膏是否足够。

2. 把小鼠放在一个干净的笼子里，以舒适的姿势放在纸巾下面。如果房间很冷，在笼子的一部分下面放一个热垫（只在笼子的一部分下面，因为动物根据喜好选择在热垫处或在冷的地方）。

3. 确保容易获得的水和食物。

（四）von Frey 试验

将小鼠放置于金属网制成的测试台上，适应 30min。适应结束后，使用 von Frey 纤毛以从轻到重的顺序（0.02g、0.04g、0.07g、0.16g、0.4g、0.6g、1g 和 1.4g）垂直刺激小鼠后足足底中部，保证刺激时纤毛持续弯曲至少 2s，每只小鼠使用相同强度纤毛刺激 5 次，记录每次刺激时小鼠的行为表现，出现痛相关行为反应（缩足、甩腿、舔舐、抬腿等）则记为阳性反应，出现 3 次阳性反应的最低刺激强度则记为该小鼠机械痛阈值。

五、注 意 事 项

为了研究完整腓肠神经在胫骨和腓总神经损伤后的病理变化，应避免损伤腓肠神经。腓肠神经的附带损伤可能导致瘫痪，只有足的外侧受剩余腓肠神经支配，因此只有这个区域会发生神经病变。检测其他受切断神经支配的区域，可能会强烈地影响对机械阈值改变的评估。其他类型的结扎可能是研究周围神经损伤后病理性疼痛状况的补充，如慢性收缩损伤或部分神经结扎。每一个实验过程都会导致明显的表型变化，这在术后测试前应该考虑。此外，其他感觉测试如热痛觉过敏也可以应用，尽管这种表型在 SNI 之后不甚稳定。该技术可用于测试改变机械性异位痛发展或维持的药物。通过对坐骨神经、背根神经节（DRG）或腰脊髓的分析，可以研究诱导表型的分子机制。

（吴菲菲）

第四节 机械痛阈测定

一、实 验 原 理

机械痛阈多用 von Frey 实验检测，该实验由生理学家 Maximilian von Frey 开发，是针对机械刺激中的针刺痛觉，评估小鼠和大鼠机械触摸疼痛的标准方法。该实验主要由机械刺激针和实验工作台组成。机械刺激针由 20 根 von Frey 纤毛机械刺激针组成，可提供 0.008～300g 的触觉刺激力，是一种经典且无创伤的评估皮肤触觉灵敏度机械性痛阈、触觉阈的测量工具。配套工作台一般布置有一张网筛，网筛上为规格整齐的方形孔洞，孔的尺寸为 5mm×5mm，间距大约是 1mm，这对受试动物来说是一个较为舒服的环境，并有利于观察受试动物的足部情况。

机械刺激针的粗细决定刺激力的大小，在实验测试时，选择适当的 von Frey 机械刺激针，垂直地刺激测试区域皮肤，直到刺激针弯曲。啮齿类动物的足受到一个机械触觉刺激时，会呈现缩足反射，测量出的缩足反射阈值即为机械痛阈值。

二、实 验 材 料

von Frey 机械痛阈套装（机械刺激针和实验工作台等）。

三、实 验 方 法

1. 首先将受试动物放于工作台的测试格子中,使动物适应实验环境约 30min(图 3-4-1A)。

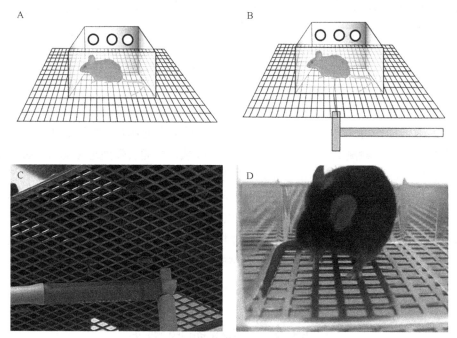

图 3-4-1　小鼠机械痛检测流程图

2. 刺激强度依次设定 5~8 挡,然后按不同的刺激力从小到大开始,用机械刺激针进行刺激。

3. 刺激时需用机械刺激针对测试区域皮肤进行垂直刺激,直到刺激针弯曲呈"S"形(图 3-4-1B、C),维持 5s 左右,如出现抬足或舔足则视为阳性反应(图 3-4-1D),否则为阴性反应。

4. 每次刺激时间间隔至少 1min,每个挡级连续刺激 5 次,将能诱发出 3 次以上缩足反射的刺激强度视为机械痛阈值。

四、注 意 事 项

1. 在实验前,让受试动物对实验环境进行充分的适应,可以减少动物因为更换新环境引起的应激反应,减少假阳性率。

2. 正常小鼠的机械痛阈值为 0.6~2.0g。

3. 刺激时以 von Frey 细丝弯曲作为完全受力标准,并且尖端要与足底垂直。

4. 实验时最好采用盲法,让不知道分组的人员进行测定,避免数据的主观偏移。

5. 啮齿类动物有一定的生物节律,因此需在每日的固定时间进行测定。

（张昆龙）

第五节 热痛阈测定

一、实 验 原 理

热痛阈主要是将动物放于金属盘表面并开始加热或冷却，通过内置计时器计时确认动物对冷热刺激的敏感度。当动物感觉到刺激并抬足或舔足时，研究者停止计时，以小鼠出现抬足或舔足的时间作为痛反应指标，判断动物对暴露于热或冷所引起的疼痛的热敏感性。动物的反应时间（潜伏期）作为动物痛觉抵抗力的一个考量，被用于止痛效果测试。

二、实 验 材 料

YLS-6B 智能热板仪。

三、实 验 方 法

1. 打开热板仪，将温度设定到 52℃，待温度到达后即可进行实验。

2. 拿掉热板仪上的有机玻璃罩，将测试小鼠放置于热板上，立即按表开始计时。

3. 当小鼠出现舔足、踢后腿甚至跳跃等动作时计时停止。

4. 每次刺激时间间隔至少 5min，取三次测试结果的平均值，作为实验的热痛阈值。

四、注 意 事 项

1. 实验前应先预选动物，预选 30s 内有痛反应的小鼠。

2. 测试中如小鼠 60s 内无痛反应，须立即取出，按 60s 计算，防止动物足部受到伤害，减少动物的痛苦和压力。

3. 因前足的反应动作不易确定，因此采取其舔后足的动作作为小鼠对热痛刺激保护性反应的指示。

4. 实验时最好采用盲法，让不知道分组的人员进行测定，避免数据的主观偏移。

5. 啮齿类动物有一定的生物节律，因此需在每日的固定时间进行测定。

（吴菲菲　张昆龙）

第六节 旋转棒测试

一、实 验 原 理

转棒式疲劳仪主要用于运动协调性、平衡感测试，还可用于抗疲劳药物筛选和检测。在帕金森病、酒精依赖、亨廷顿病、智力发育、运动失调和阿尔茨海默病、药物评价等研究方向上，动物在转棒式疲劳仪上的运动协调能力被认为是非常重要的指标；另外，该仪器还可用来观察药物对骨骼肌的松弛作用和对中枢神经的抑制作用，以及其他需用运动方式检测药物作用的实验，如毒性对运动能力的影响、体内某种物质缺乏对运动能力的影响、心脑血管药物对运动能力的影响等。

转棒式疲劳仪主要分为静止和行走两种行为状态，其中行走又分为匀速和加速两种模式。将动物放置在滚筒中央的转棒上，为了避免滑落，动物需要调整平衡，随转棒转动而跑动。动物坚持的时间（跌落潜伏期）作为实验指标，如果动物掉落，仪器会自动记录这只动物的坚持时间。

二、实 验 材 料

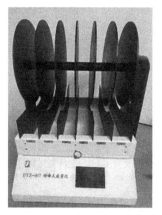

图 3-6-1　BYZ-007 转棒式疲劳仪示意图

BYZ-007 转棒式疲劳仪（图 3-6-1）。

三、实 验 方 法

1. 正式测试前需预先进行实验训练，连续 3 天每天进行 3 次实验。

2. 打开转棒式疲劳仪，前两天训练时，将转速设定为 40g，并将小鼠放于转棒中央进行实验。

3. 当训练中有一只小鼠掉下来，或者在挂着的时候做一个完全的向后旋转，或者达到 300s，则实验训练结束。

4. 第 3 天训练和正式实验时，将转速设定为 20s 内转速到 40g。

四、注 意 事 项

1. 实验前应先预选动物，剔除过于活跃或静默的小鼠。

2. 实验时最好采用盲法，让不知道分组的人员进行测定，避免数据的主观偏移。

3. 啮齿类动物有一定的生物节律，因此需在每日的固定时间进行测定。

（吴菲菲　张昆龙）

第七节　高架十字迷宫实验

一、实 验 原 理

1. 高架十字迷宫（elevated plus maze，EPM）　最初是由 Montgomery 在 1955 年的工作中发展而来。Pellow 等根据研究需要设计出具有两个开臂和两个闭臂的十字迷宫，并将迷宫抬高以增加动物进入开臂时的恐惧。

2. 高架十字迷宫实验原理　啮齿类动物具有探究新环境的习性，但是又厌恶强光和开阔场地。EPM 就是利用啮齿类动物对新异环境的探究行为与对高悬着的开臂的恐惧所形成的矛盾冲突状态，评价药物的抗焦虑或致焦虑作用。EPM 是一个简单、快速、结果重复性好的焦虑检测模型，因此广泛应用于抗焦虑药物的研究与开发中。

二、实　验　材　料

EPM 可以是木质结构，现在多为无味的塑料材质，颜色为白色。实验装置由两条相互垂直的开臂（40cm×10cm）和闭臂（40cm×10cm）组成，连接处为中央区（10cm×10cm），迷宫距离地面 50cm 高。迷宫上方安装摄像监控器，录制动物在迷宫中的活动情况，以供分析使用。

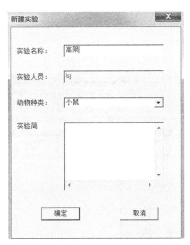

图 3-7-1　创建实验

三、实　验　方　法

1. 在实验前一周，每天抚摸实验动物 1～5min，连续 7 天，借以消除实验动物对实验者的恐惧。

2. 实验时将实验动物放入迷宫中央区，头朝开臂，并注意此后每只实验动物均放在同一位置。同时开启摄像监控器记录 5min 内实验动物进入开臂和闭臂的次数及进入各臂的时间。实验过程中实验者须距离迷宫 1m。

3. 创建实验　见图 3-7-1。

4. 分组　见图 3-7-2。

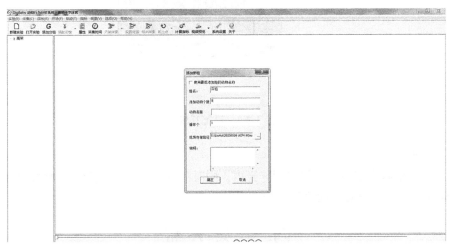

图 3-7-2　分组

5. 添加小鼠个数。

6. 设置开场　见图 3-7-3。设置开臂、闭臂及中央区。设置阈值，最小灰度为 0，最大灰度为 55。

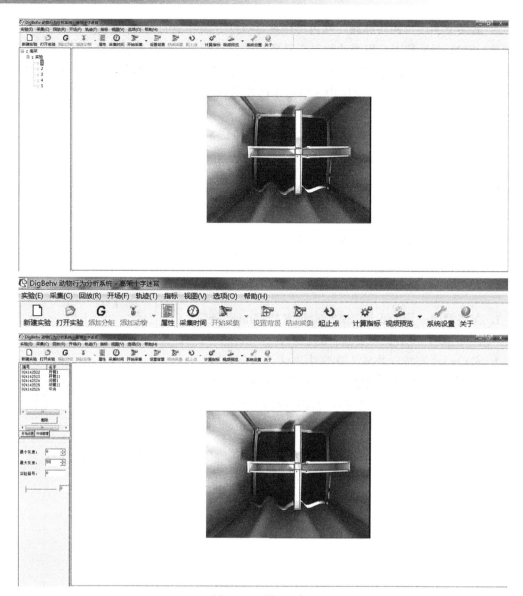

图 3-7-3 设置开场

7. 开始采集。

8. 记录结束后将实验动物放回饲养笼内。同时清理迷宫，并用 75%乙醇擦拭迷宫，借以消除动物气味对后续实验动物的影响。

四、结 果 分 析

记录 5min 并用运动行为分析系统进行分析

主要应用的实验数据：

（1）开臂进入次数百分比=开臂进入次数/（开臂进入次数+闭臂进入次数）

（2）开臂停留时间百分比=开臂停留时间/（开臂停留时间+闭臂停留时间）

此两个指标作为评价焦虑的指标，通常高度相关。如果一个药物增加动物对开臂的偏爱（即增加开臂进入次数和开臂停留时间），却不改变入臂总次数和入臂总时间，也即开臂进入次数百分比和开臂停留时间百分比升高，则认为该药物具有抗焦虑的作用。相反，一个药物如果减少实验动物对开臂的偏爱，而入臂总次数和入臂总时间不变，则认为该药物具有致焦虑的作用。

五、注 意 事 项

1. 为了提高小鼠入臂总次数，避免小鼠总是躲在闭臂中，通常在测试前先将小鼠放在开阔场地中适应 5min 后再放入迷宫。

2. 实验前一周每天抚摸小鼠可以明显降低小鼠对实验者的恐惧以及无关刺激对迷宫中小鼠的影响。

3. 尽管还没有证据证实在一天中不同时间对于实验结果的影响。但是结合本人实验的数据，建议实验动物检测时间最好在上午 9：00 至下午 15：00 之间，如果有条件，且需要重复多次检测时，尽量在每天同一时间段检测，以减少数据的波动。

4. 如果实验中实验动物从高架上跌落，最好将此动物剔除。虽然现在厂家生产的高架十字迷宫在开臂的周边加了一圈小边，但这样会改变焦虑的性质和降低抗焦虑药物的敏感性。

5. 高架十字迷宫具有某些表观信度，动物不愿探究迷宫开臂可能是啮齿类动物厌恶空旷区域和对迷宫抬高的恐惧两者共同作用的结果，目前尚不清楚这两个因素哪个在致焦虑中占优势。

6. 开臂进入次数和开臂停留时间随年龄的增长而减少。因此，年龄较大的小鼠抗焦虑的效果较弱，但是对于安定类药物的镇静反应增强。

7. 高架十字迷宫最初用于雄性小鼠，也可用于雌性小鼠，但是所测定的行为有所不同。用雄性小鼠主要测定焦虑，而用雌性小鼠主要测定活动性。

8. 迷宫设计时对开臂的相对强光有所要求。实验中建议高架十字迷宫光源避免直接照射在高架十字迷宫上，也需要避免光线不均匀地照射在各臂上。可在高架十字迷宫周围悬挂具有一定遮光性的布帘以使迷宫的周边环境相对一致且为弱光照，建议关闭室内灯并使用红外灯。

（吴菲菲　王瑞青）

第八节　旷 场 实 验

一、实 验 原 理

动物自发活动实验是观察实验动物（小鼠、大鼠）在自然状态下的活动情况，又称为旷场实验（open field test）或开场实验，常用于新药的一般药理毒理学研究中，用于评价药物对神经精神系统的影响。

二、提 供 指 标

1. 开场定义

（1）开场范围定义：如图 3-8-1 所示。

（2）开场中央：以开场中心为参照，长宽都为原来一半的图形区域，如图 3-8-1 所示。

（3）开场边：矩形有效，如图 3-8-1 所示。

（4）开场角：矩形有效，如图 3-8-1 所示。

（5）开场周边：开场中央以外范围，如图 3-8-1 所示。

（6）开场红外二极管模拟位置：开场的长、宽三等分，作为二极管模拟位置，如图 3-8-2 所示。

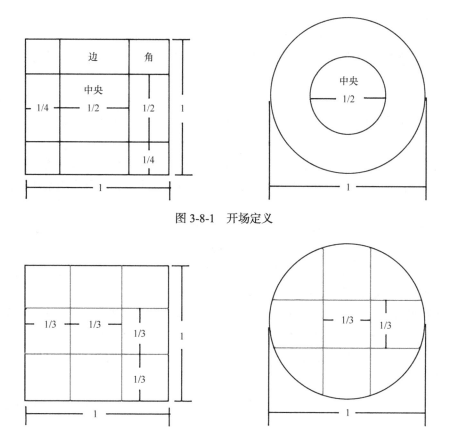

图 3-8-1　开场定义

图 3-8-2　红外二极管模拟

2. 检测指标

（1）总路程（总活动度）：实验动物总的运动路程，由相邻视频帧的两点坐标位置计算两点之间的距离 d_i，$D=\sum d_i$。

（2）总时间：实验动物总观察时间。

（3）总平均速度：总路程/总时间。

（4）活动次数：实验动物阻断模拟的红外二极管的次数。

（5）总休息时间：实验动物处于休息状态的时间。

（6）总活动时间：总时间—总休息时间。

（7）总线性度：计算时间段内所有的线性度的平均值。

（8）线性度：计算连续相隔 4 点的直线距离（如第 1 点和第 5 点的距离），记为 D_0，计算连续 4 个相邻点的距离（如第 1 点和第 2 点，第 2 点和第 3 点，第 3 点和第 4 点，第 4 点和第 5 点），记为 D_1、D_2、D_3、D_4，则线性度$=D_0/（D_1+D_2+D_3+D_4）$。

（9）中央的路程：实验动物在开场中央的总运动路程（连续两帧的轨迹点在开场中央）。

（10）中央的时间：实验动物在开场中央的总停留时间。

（11）中央平均速度：中央的路程/中央的时间。

（12）中央休息时间：实验动物在开场中央处于休息状态的时间（休息状态：实验动物两帧间位移小于系统设置的设定值，则认为实验动物处于休息状态）。

（13）中央活动时间：中央的时间—中央休息时间。

（14）中央线性度：实验动物在开场中央的线性度的平均值。

（15）周边的路程：实验动物在开场周边的总运动路程。

（16）周边的时间：实验动物在开场周边的总停留时间。

（17）周边平均速度：周边的路程/周边的时间。

（18）周边休息时间：实验动物在开场周边处于休息状态的时间。

（19）周边活动时间：周边的时间—周边休息时间。

（20）周边线性度：实验动物在开场周边的线性度的平均值。

（21）四个角的路程：实验动物在开场角的总运动路程。

（22）四个角的时间：实验动物在开场角的总停留时间。

（23）四个角平均速度：四个角的路程/四个角的时间。

（24）四个角休息时间：实验动物在开场角处于休息状态的时间。

（25）四个角活动时间：四个角的时间—四个角休息时间。

（26）四个角线性度：实验动物在开场角的线性度的平均值。

（27）四个边的路程：实验动物在开场边的总运动路程。

（28）四个边的时间：实验动物在开场边的总停留时间。

（29）四个边平均速度：四个边的路程/四个边的时间。

（30）四个边休息时间：实验动物在开场边处于休息状态的时间。

（31）四个边活动时间：四个边的时间—四个边休息时间。

（32）四个边线性度：实验动物在开场边的线性度的平均值。

三、软件界面说明

1. 主界面 如图 3-8-3 所示。

2. 实验菜单 如图 3-8-4 所示。

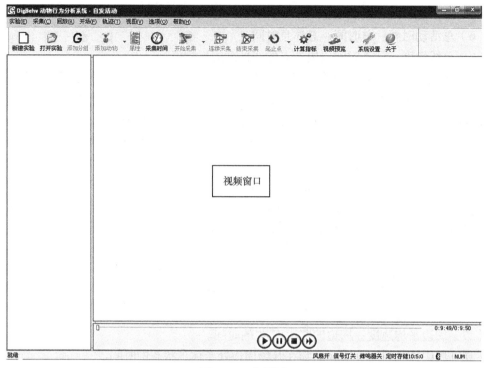

图 3-8-3　主界面

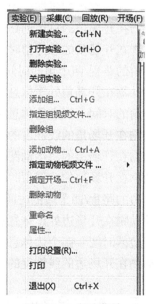

图 3-8-4　实验菜单

删除实验：删除一个实验时，当前打开的实验不可删除，须先关闭当前实验再删除。

添加组（快捷键 Ctrl+G）：在当前打开的实验中添加新组。

指定组视频文件：同时指定该组动物关联的视频文件。

删除组：删除当前打开的实验选中的组。

添加动物（快捷键 Ctrl+A）：在当前选中的组里添加新的实验动物。

指定动物视频文件：同时指定一个或多个动物关联的视频文件，离线或在线可选定。

指定开场（快捷键 Ctrl+F）：对实验动物和设定好的开场进行指定。

删除动物：删除当前打开的实验选中的动物。

重命名：可以修改在实验信息窗口显示的名称（实验、分组、动物都可以）。

属性：查看实验、分组、动物的属性信息，并可进行修改。

打印设置：设置打印的相关参数。

打印：打印实验报告（包含实验信息、动物信息、轨迹图和指标）。

退出（快捷键 Ctrl+X）：关闭应用程序。

3. 采集　如图 3-8-5 所示。

设置采集时间：设置定时存储时间长度，到达时间自动停止存储。

开始采集：开始在线采集存储。

暂停采集：暂停在线采集存储。

结束采集：结束在线采集存储。

4. 回放　如图 3-8-6 所示。

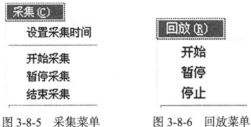

图 3-8-5　采集菜单　　　　图 3-8-6　回放菜单

开始：开始回放选定动物的视频文件。

暂停：暂停当前的视频回放。

停止：停止当前的视频回放。

5. 开场　如图 3-8-7 所示。

设置开场：设置实验动物识别区域的信息。

导出开场设置：导出当前设置的开场信息到用户指定的文件。

导入开场设置：清除原有当前设置的开场信息，从用户指定文件中导入开场信息。

注意：导入开场设置操作将清除当前所有开场设置信息。

6. 轨迹　如图 3-8-8 所示。

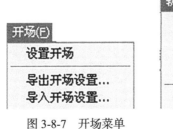

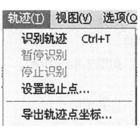

图 3-8-7　开场菜单　　　图 3-8-8　轨迹菜单

识别轨迹（快捷键 Ctrl+T）：在当前视频中识别动物的轨迹。

暂停识别：暂停进行中的识别。

停止识别：停止进行中的识别。

设置起止点：设置识别的开始结束点。

导出轨迹点坐标：将轨迹点的坐标导出为 Excel 文件。

7. 视图 如图 3-8-9 所示。

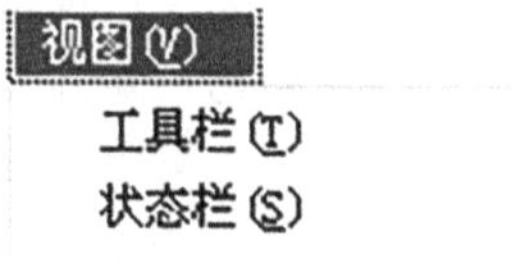

工具栏：切换是否进行工具栏的显示。

状态栏：切换是否进行状态栏的显示。

图 3-8-9 视图菜单

8. 选项 如图 3-8-10 所示。

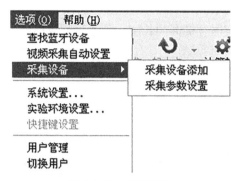

图 3-8-10 选项菜单

查找蓝牙设备：查找系统关联的蓝牙设备，本系统暂不支持。

视频采集自动设置：由软件自动对 WinFast 视频格式进行设置，设置成功后可在 WinFast 录像格式范本中找到"吉量视频格式"字样。

采集设备：有两个子菜单，即采集设备添加和采集参数设置。

系统设置：设定系统参数。

实验环境设置：当本软件有配合主控器使用时，可通过此项进行实验环境的设置，无主控器时则手动控制实验环境。

用户管理：管理系统的用户。

切换用户：进行用户切换。

四、操 作 说 明

1. 新建实验

菜单位置：实验→新建实验。

功能：建立新实验。

新建实验对话框：如图 3-8-11 所示。

2. 打开实验

菜单位置：实验→打开实验。

功能：选择实验并打开。

打开实验对话框：如图 3-8-12 所示。

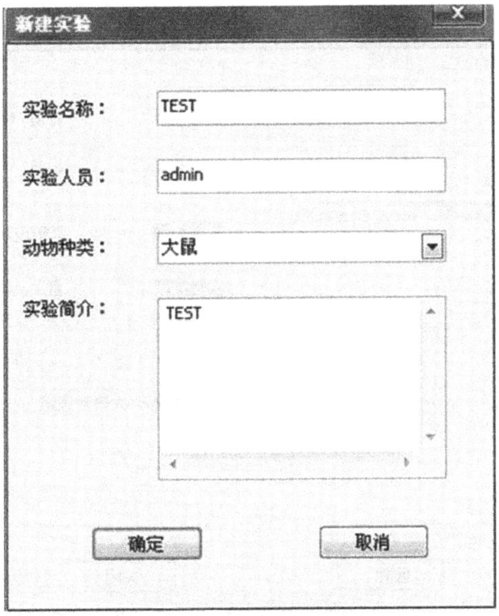

图 3-8-11 实验信息输入对话框

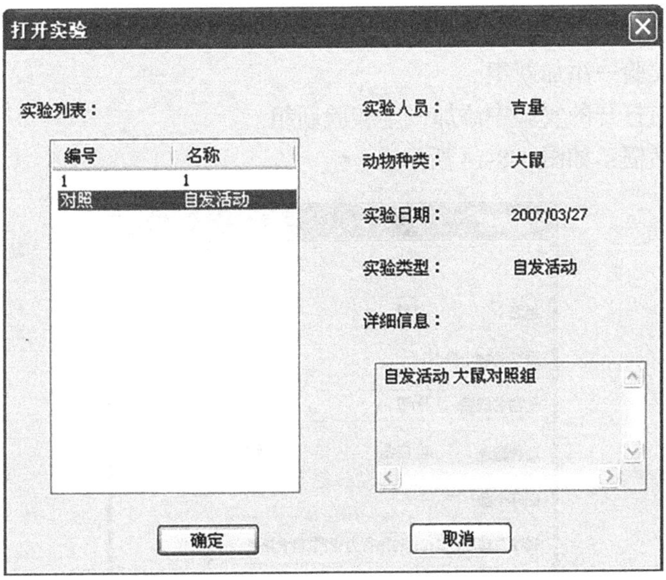

图 3-8-12 打开实验对话框

实验列表：从实验列表中选中一个实验，在右边显示该实验的信息，点击确定，打开该实验。

3. 删除实验

菜单位置：实验→删除实验。

功能：删除一个实验，当前打开的实验不可删除。

删除实验对话框：如图 3-8-13 所示。

实验列表：从实验列表中选中一个实验，在右边显示该实验的信息，点击删除，删除该实验。

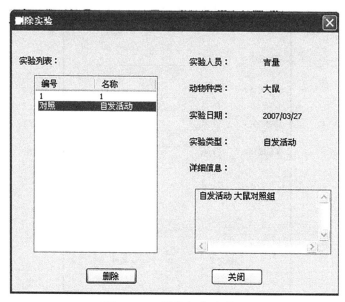

图 3-8-13　删除实验对话框

4. 添加新组

菜单位置：实验→添加新组。

功能：在当前打开的实验中添加一个实验新组。

添加新组对话框：如图 3-8-14 所示。

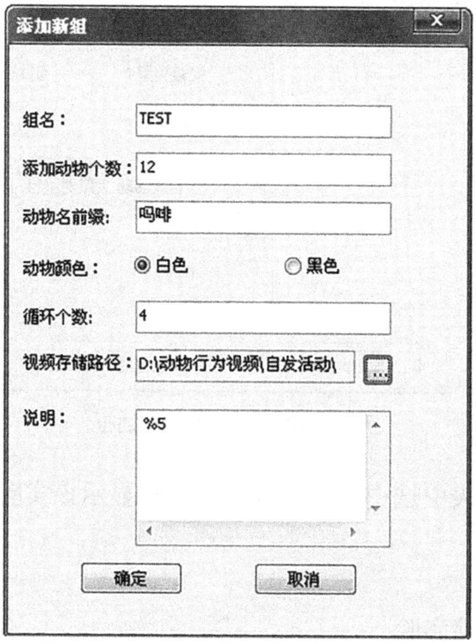

图 3-8-14　添加新组对话框

组名：实验分组编号，是唯一标识。

添加动物个数：添加分组中动物的个数。

动物名前缀：添加的动物前面说明。

循环个数：以设置好的开场个数为标准，设定本组动物自动指定的开场循环数目（注意：要先设置好开场才能添加此项）。

视频存储路径：本组动物录制的视频存储路径的指定。

说明：该分组的相关说明。

5. 指定动物视频文件

菜单位置：实验→指定动物视频文件；如图 3-8-15 所示。

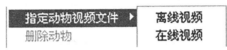

图 3-8-15 指定动物视频文件对话框

离线视频：选中的一个或多个动物的视频文件以离线（已有）视频方式显示。

在线视频：选中的一个或多个动物的视频文件重新指定视频存储路径和名称。

6. 属性

菜单位置：实验→实验属性。

功能：查看实验、分组、动物的属性信息，并可以修改信息。

实验属性对话框：如图 3-8-16 所示。

分组属性对话框：如图 3-8-17 所示。

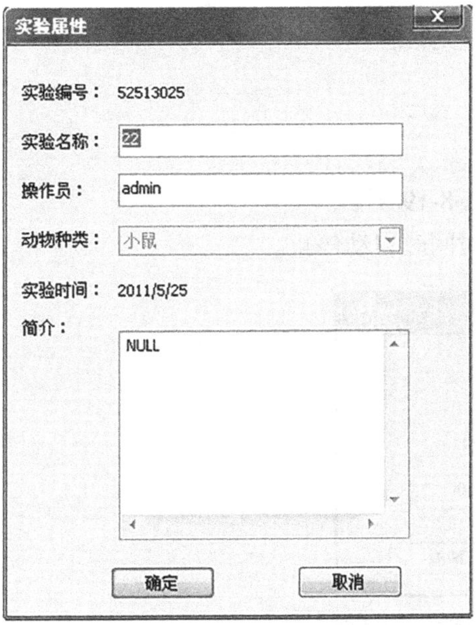

图 3-8-16 实验属性对话框 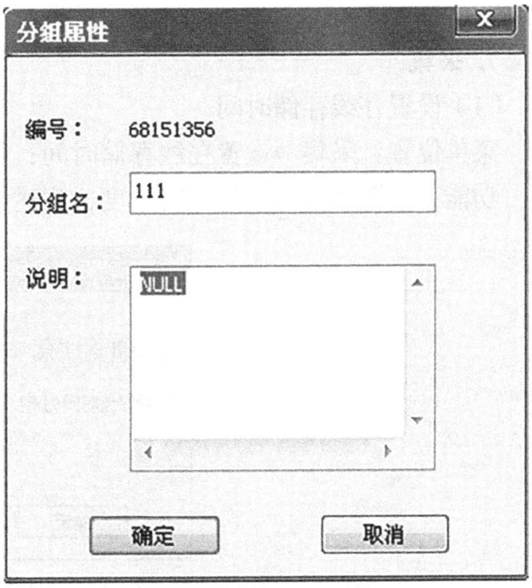   图 3-8-17 分组属性对话框

动物属性对话框：如图 3-8-18 所示。

开场：与该实验动物关联的开场。

可以对关联的开场修改相对坐标和取消关联。

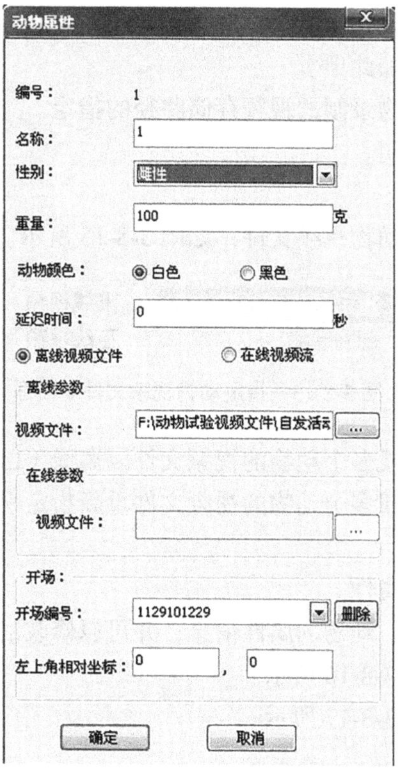

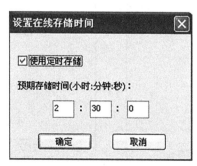

图 3-8-18　动物属性对话框

7. 采集

（1）设置在线存储时间

菜单位置：采集→设置在线存储时间；如图 3-8-19 所示。

功能：设置采集时间的定时长度，到达设定时间时自动停止。

图 3-8-19　设置在线存储时间对话框

（2）开始采集

菜单位置：采集→开始采集；如图 3-8-5 所示。

功能：开始在线采集存储。

（3）结束采集

菜单位置：采集→结束采集；如图 3-8-5 所示。

功能：结束在线采集存储。

8. 回放

（1）开始回放视频

菜单位置：回放→开始，如图 3-8-6 所示。

功能：播放实验动物对应的视频文件。

（2）暂停回放视频

菜单位置：回放→暂停，如图 3-8-6 所示。

功能：暂停正在进行的视频回放。

（3）停止回放视频

菜单位置：回放→停止，如图 3-8-6 所示。

功能：停止正在进行的视频回放。

9. 开场

（1）设置开场

菜单位置：开场→设置开场，如图 3-8-20 所示。

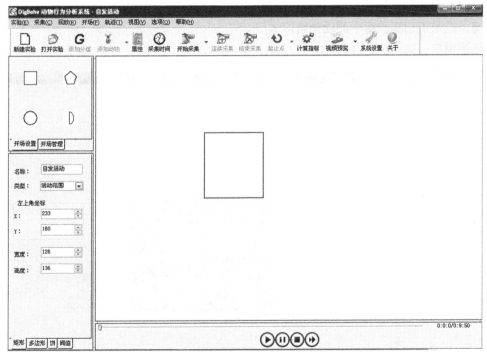

图 3-8-20　开场设置

功能：设置动物识别区域、灰度范围等。

操作方法：在视频窗口按住鼠标左键确定开场范围，放开鼠标左键，弹出开场属性对话框，输入开场信息。

实验编号：开场的唯一标识（不可重复）。

实验名称：开场名。

形状：矩形、圆形、五边形、半圆形。

左上角坐标：视频窗口中的左上角坐标。

宽度：开场宽度。

高度：开场高度。

灰度范围：在此灰度范围中的将被识别。

（2）导出开场设置

菜单位置：开场→导出开场设置；如图3-8-7所示。

功能：将当前开场设置信息导入到RGN文件。

（3）导入开场设置

菜单位置：开场→导入开场设置。

功能：清除当前设置的开场信息，从RGN文件中导入开场设置信息。

注意：此操作将清除当前所有开场设置信息。

10. 轨迹

（1）识别轨迹

菜单位置：轨迹→识别轨迹。

功能：对视频文件进行分析，自动识别出轨迹（可同时识别同个视频文件内多个动物的轨迹，或是识别实验组中的动物轨迹）。

轨迹窗口：如图3-8-21所示。

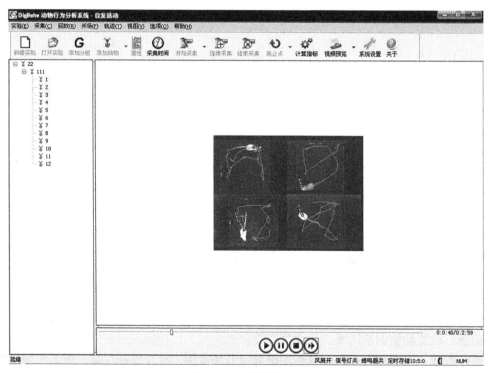

图3-8-21　轨迹窗口

（2）暂停识别

菜单位置：轨迹→暂停识别；如图3-8-8所示。

功能：暂停当前正在进行的识别。

（3）停止识别

菜单位置：轨迹→停止识别；如图 3-8-8 所示。

功能：停止当前正在进行的识别。

（4）设置起止帧

菜单位置：轨迹→设置起止帧。

功能：设定识别轨迹的起点和终点。

操作方法：根据系统设置里的起止点单位，决定调用的对话框。

设置起止帧对话框：如图 3-8-22 所示。

设置起止时间对话框：如图 3-8-23 所示。

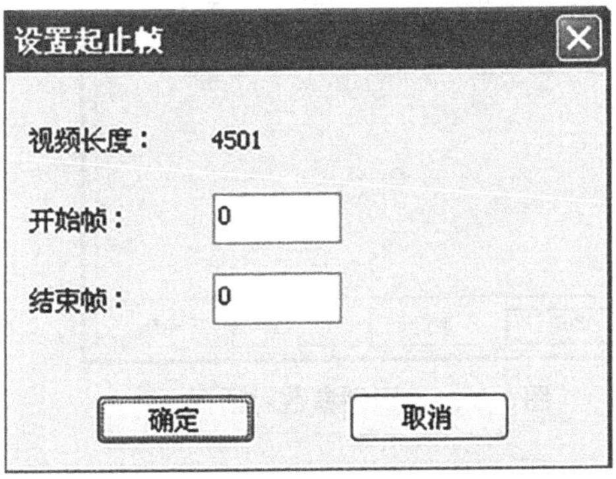

图 3-8-22　设置起止帧对话框

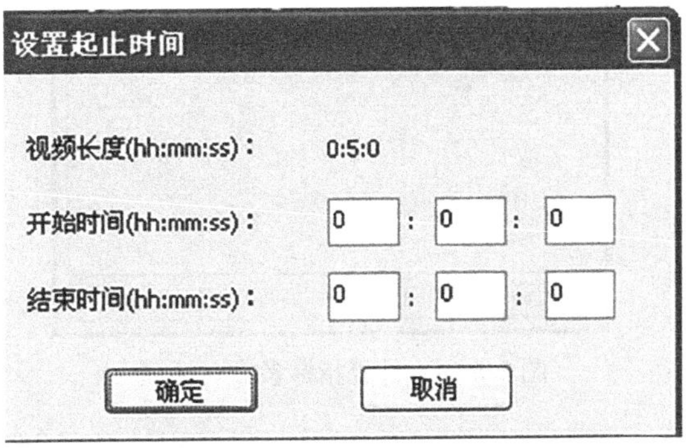

图 3-8-23　设置起止时间对话框

（5）导出轨迹点坐标

菜单位置：轨迹→导出轨迹点坐标；如图 3-8-8 所示。

功能：把实验动物的轨迹点数据导出到 Excel 文件。

11. 参数设置

菜单位置：选项→参数设置。

功能：维护系统参数，包含计算指标参数、识别参数、回放参数、显示指标参数。

（1）计算指标参数：如图 3-8-24 所示。

小鼠的不动阈值：位移小于该值的，认为小鼠未移动（mm）。

（2）识别参数：如图 3-8-25 所示。

起止点单位：在设置识别起止点时，确定输入的是帧序号还是时间。

阈值识别方式：阈值轨迹时，依靠指定的灰度范围还是自动判断。

大鼠两帧间最大移动距离：指定两帧间大鼠的最大位移。

小鼠两帧间最大移动距离：指定两帧间小鼠的最大位移。

大鼠设备实际距离（mm）/像素距离：定标值，与装置匹配（建议用户不要更改）。

小鼠设备实际距离（mm）/像素距离：定标值，与装置匹配（建议用户不要更改）。

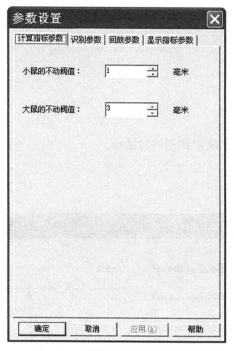

图 3-8-24　计算指标参数对话框

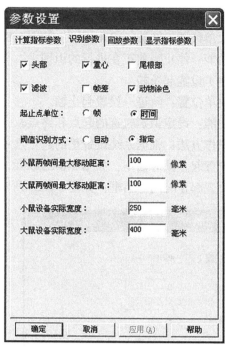

图 3-8-25　识别参数对话框

（3）回放参数：如图 3-8-26 所示。

回放模式：设置回放时的速度，正常或快速。

起止点单位：回放时设置起止点的帧或时间。

（4）显示指标参数：如图 3-8-27 所示。

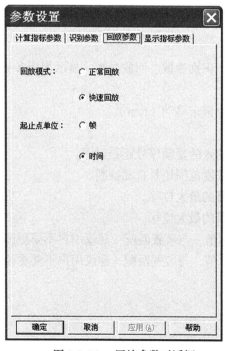

图 3-8-26　回放参数对话框

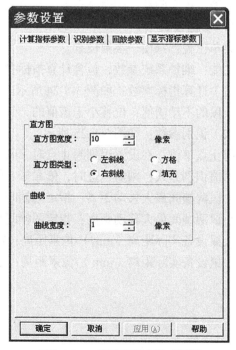

图 3-8-27　显示指标参数对话框

直方图宽度：直方图每个柱状的宽度。

直方图类型：柱状的样式。

曲线宽度：曲线图中线的宽度。

12. 设置实验环境

菜单位置：选项→系统设置。

13. 视频采集设备添加 如图 3-8-28 所示。

菜单位置：选项→采集设备→视频采集设备添加。

功能：查找和添加网络相机（如果不是网络相机，此功能无效）。

电击 IP 搜索可以查找局域网内的 IP 相机，然后选中后点击确定可以添加 IP 相机。

14. 视频参数 如图 3-8-29 所示。

菜单位置：选项→采集设备→视频参数。

功能：进行摄像设备的选择和采集参数的设置。

通过选择采集卡或者网络相机进行采集卡和网络相机的切换，然后根据采集设备下拉框中设备的选择进行采集设备的切换。

图像分辨率：直接影响采集画面的质量和细节表现。

压缩标准：视频采集时使用的视频压缩格式。

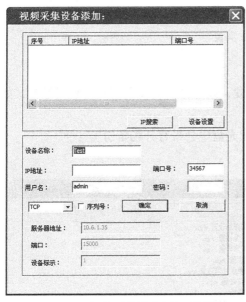

图 3-8-28 视频采集设备添加对话框

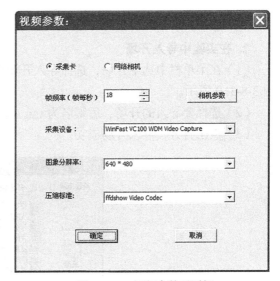

图 3-8-29 视频参数对话框

五、操作演示（实例）

演示本系统的操作，从建立实验到计算出最后的指标结果。

1. 建立实验

（1）在菜单或工具栏中选择新建实验。

（2）弹出实验信息对话框，输入实验详细信息。

（3）输入完毕后点击确定，建立实验，如图 3-8-30 所示。

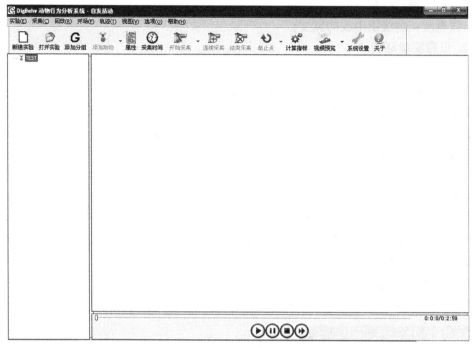

图 3-8-30 建立实验

2. 在实验中导入开场

（1）在菜单栏中选中开场，选择导入开场设置，如图 3-8-31A 所示；出现对话框，如图 3-8-31B 所示。

（2）选择要导入的开场，后缀名为.rgn（安装光盘中会带有开场备份）。

（3）点击打开，导入开场成功。

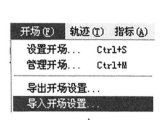

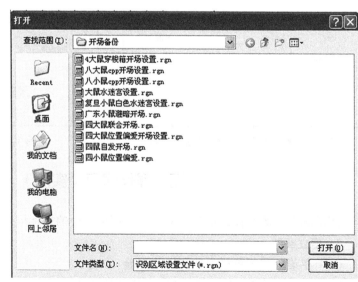

A   B

图 3-8-31 导入开场

3. 在实验中添加分组及实验动物

（1）在实验信息窗口中选中实验，在菜单或工具栏中选择添加组。

（2）弹出实验分组信息对话框，输入实验分组及动物的详细信息。

（3）点击确定，实验分组及实验动物添加成功；如图 3-8-32 所示。

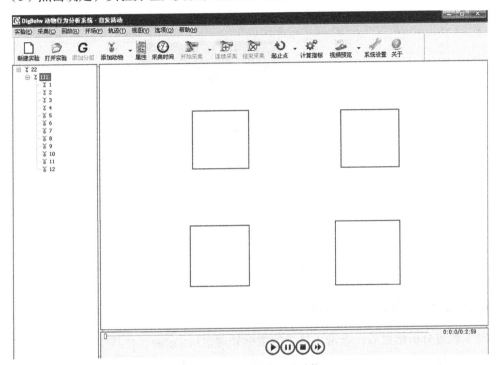

图 3-8-32　添加分组及动物

4. 开始采集及结束采集

（1）开始采集：选中要采集的动物，可根据开场个数选中多个，但不能超过开场个数，点击菜单栏中开始图标，则视频窗口出现画面，采集开始。

（2）结束采集：如设置了采集时间，则到时间会自动停止采集，也可手动结束采集，方法：采集过程中手动点击结束图标，则可结束采集。

5. 轨迹分析

（1）采集结束后选中刚刚采集的动物，调出采集画面，也可直接选动物实验组（此时可作为全组分析）。

（2）点击快捷键 Ctrl+T，或点击视频画面下方的快进图标 ⊙，或点击菜单栏中轨迹→识别轨迹，如图 3-8-33 所示。

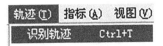

图 3-8-33　识别轨迹对话框

（3）开始轨迹分析，视频画面中动物身上出现红色轨迹点，同时右侧轨迹窗口同步出现轨迹图，如图 3-8-34 所示。

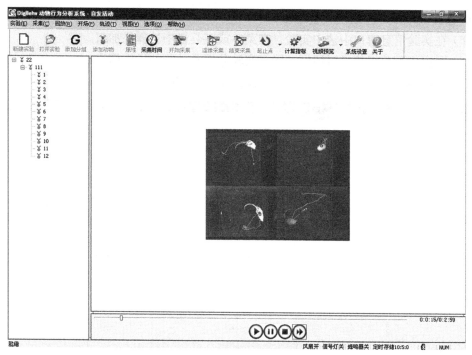

图 3-8-34 轨迹分析对话框

6. 计算指标与导出指标和轨迹图

（1）轨迹分析结束后，点击工具栏的指标处理窗口 计算指标，在其中可以计算动物的行为学指标、导出指标和导出轨迹图，如图 3-8-35 所示。

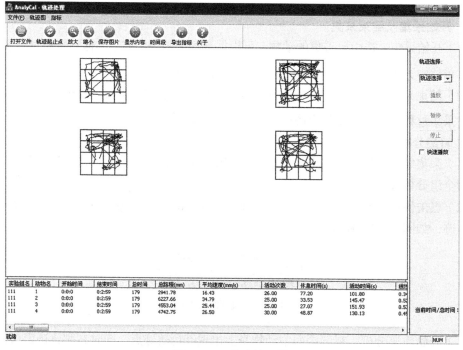

实验组名	动物名	开始时间	结束时间	总时间	总路程(mm)	平均速度(mm/s)	活动次数	休息时间(s)	活动时间(s)	线
111	1	0:0:0	0:2:59	179	2941.78	16.43	26.00	77.20	101.80	0.3
111	2	0:0:0	0:2:59	179	6227.66	34.79	25.00	33.53	145.47	0.52
111	3	0:0:0	0:2:59	179	4553.04	25.44	25.00	27.07	151.93	0.52
111	4	0:0:0	0:2:59	179	4742.75	26.50	30.00	48.87	130.13	0.45

图 3-8-35 轨迹处理器

（2）轨迹处理器可以对轨迹图进行保存、缩放、设置起止点播放、加轨迹点播放、快速与正常回放等多项功能。

六、注 意 事 项

1. 实验前需每天抚摸实验动物 1～2min 以减少非特异性应激刺激对实验动物检测的影响。

2. 实验过程中需要弱光照明，观察者尽量与测试动物分隔。

3. 实验过程中需要环境安静。

4. 进行开场检测时，需要对实验动物进行筛选，若实验动物在正常情况下水平方向或垂直方向的活动情况显著低于同批动物平均水平，则需要将这些动物预先剔除。

5. 实验前需要提前至少 3h 将动物带入实验室，降低动物对新环境的不安情绪。

6. 实验动物的性别、周龄尽量保持一致，因为激素水平可能会影响动物行为。

7. 注意实验动物的昼夜节律，尽量选择在同一时间段开展实验。

（吴菲菲　张昆龙　杨　依）

第九节　莫里斯水迷宫实验

一、实 验 原 理

通过观察并记录动物在水箱内游泳并找到水下逃避平台所需的时间、采用的策略和它们的游泳轨迹，分析和推断动物的学习、记忆和空间认知等方面的能力。莫里斯水迷宫（Morris water maze）实验能比较客观地衡量动物空间记忆（spatial memory）、工作记忆（working memory）及空间辨别能力（spatial discriminability）。

二、实 验 材 料

莫里斯水迷宫实验系统由水迷宫装置、水迷宫图像自动采集和软件分析系统组成。水迷宫装置主要包括盛水的水池和一个可调节高度和可移动位置的站台；水迷宫图像自动采集和软件分析系统主要部件为摄像机、计算机和图像采集卡等。

三、实 验 方 法

1. 适应阶段　实验开始前 3～7 天，每天抓取、轻抚动物，让其熟悉实验人员手，在实验过程中不会处于应激状态。

2. 定位航行实验　实验共历时 5 天，每天定于固定时间段，每个时间段训练 4 次。①在迷宫臂交叉垂直的四个方向的水面上方分别放置一个显眼（与水面、窗帘的颜色不同）的标志物（如圆形、方形、三角形等），可以贴在迷宫臂上，也可以贴在帘子上（须避免帘子在实验过程中晃动），或者贴在房间墙壁上（此时须没有帘子）。②实验开始前先将小鼠放入水池中（不放平台）自由游泳 2min，使其熟悉迷宫环境。③训练开始时，将水面按照标志物的位置分为 4 个象限，并将平台放置于一个象限的中心，置于水下 1~2cm 深处，从池壁四个象限的任一点将小鼠面向池壁放入水池。自由录像记录小鼠找到平台的时间（逃避潜伏期）和游泳路径，4 次训练即将小鼠分别从四个不同的起始点（不同象限）放入水中。小鼠找到平台后或 120s 内找不到平台（潜伏期记为 120s），则由实验者将其拿上平台，在平台上休息 15s 后再进行下一次试验（注意擦干，放置在温暖的环境中，防止小鼠感冒）。每天以小鼠 4 次训练潜伏期的平均值作为小鼠当日的学习成绩。

3. 空间探索实验 第 6 天撤除原平台，将小鼠任选 1 个入水点放入水中，所有小鼠必须为同一入水点，记录小鼠在 2 min 内跨越原平台的次数。

四、结 果 分 析

1. 潜伏期和总路程 动物每一次入水后第一次成功找到平台所需的时间能反映动物空间学习记忆能力，潜伏期短，预示着动物的学习记忆能力好。

2. 4 个象限时间和路程 平台所在象限的时间和路程是评价动物学习能力的指标，动物在目标象限活动的时间和路程越长，反映了动物的空间记忆能力越好。平台象限时间/潜伏期或平台象限时间/第一次跨越平台时间、平台象限路程/总路程也是较好的评价动物学习记忆能力的指标。

3. 外环区、中环区、中心区路程 啮齿类动物游泳有绕边性或边缘性，站台远离周边、靠近水池中心，如果动物改变了游泳路线，在水池中心区域内活动的路程长，反映其空间记忆能力好，反之则说明空间记忆能力差。

4. 穿越平台次数 在空间探索实验中，撤去平台后，在一定时间内，实验动物穿越原站台位置的次数越多，说明其空间学习记忆能力越好。

五、注 意 事 项

1. 水温 实验过程中应保证水温恒定。大鼠控制水温在（23±2）℃，小鼠控制水温在（20±2）℃。水温过高，有一部分动物会把水迷宫当成"浴盆"，在水中漂浮不动。水温过低，不仅会极大地消耗动物的体力，还会使动物产生抽搐等应激反应。过低的水温很容易造成小鼠不能完成训练。在冬天温差较大时，应时刻监测水温，保证水温恒定。

2. 平台的位置 在定位航行实验中，平台应该放置在某一象限的中央位置。由于动物在训练初期大多采用边缘式的搜索策略，若放置平台的位置过于靠近池壁，动物很容易误碰到平台，从而影响实验结果。若平台位置过于靠近中央，则动物很难根据空间标志物准确找到平台所在的位置，造成动物逃避潜伏期等指标的延长。

3. 空间标志物 应是不同形状的几何图形（如圆形、方形、三角形等）。空间标志物悬挂于池壁四周，高度必须高于水面且是动物在游泳时所能看见的范围，一般空间标志物不能少于 3 个。由于啮齿类动物对黑色较为敏感，标志物应涂成黑色。

4. 入水象限 在实验过程中大、小鼠面朝池壁入水。每次从不同的象限入水，避免大、小鼠从某一象限重复入水。

（吴菲菲 杨 依）

第十节　三室社会互动测试

一、实 验 原 理

三室社会互动测试的是每只实验小鼠在嗅探室的时间。

二、实 验 方 法

1. 它由三个阶段组成，每个阶段的持续时间为 10min 或 5min。

2. 实验前，分别将对照组和实验组小鼠进行 4 天的分离，因为实验是在黑暗环境中，应使其在黑暗的实验室内适应 30min。

3. 白色丙烯酸三室装置，物体或陌生的小鼠放置在两个小容器中，分别放在左、右室的左上角。

4. 在第一阶段，将一只实验小鼠放置在三室装置的中心区域，让它自由地探索整个装置。

5. 第二阶段，将实验小鼠轻轻引导至中心室，中心室与侧室之间的门用不透明的丙烯基板暂时堵住，将一只陌生的小鼠（陌生鼠 1）和一个无生命的蓝色圆柱体（物体）放入两个角落的容器中。

6. 陌生鼠被随机安排在左室或右室。当这两条通道重新打开后，实验小鼠可以自由地探索陌生的物体。

7. 在第三阶段，实验小鼠再次被限制在中心室，被一个新的陌生鼠替换（陌生鼠 2）。实验小鼠被允许自由探索和与陌生鼠 1 和 2 互动。陌生鼠实验前 3 天在容器中驯化 5min，实验前 1 天在容器中驯化 10min。

8. 使用两种不同的协议

（1）协议 1：该协议由三个 10min 的阶段组成。容器较小（40cm×20cm×25cm），带有塑料的圆柱形容器。第二阶段，将陌生鼠 1 和物体放入每个容器中。

（2）协议 2：由 3 个 5min 的阶段组成。容器更大（60cm×40cm×20cm），带有不锈钢的扇形容器。陌生鼠 1 被放置在一个容器中，而另一个容器是空的。为了量化，当小鼠的鼻子部分位于距离每个容器 2cm 以内时，测试嗅探花费的时间。当实验小鼠的中央身体部位被放置在每个小室时，测量其在小室中待的时间。

三、结 果 分 析

采用 Ethovision 10.0 软件自动测试小鼠的嗅探时间。

四、计 算 方 法

计算偏好指数的方法：探索目标的时间（陌生鼠 1 vs 物体/空箱，或者陌生鼠 1 vs 陌生鼠 2）除以总探索时间。

（吴菲菲　杨　依）

第十一节　CatWalk XT 步态分析仪

CatWalk XT 是一个完整的步态分析系统，用于定量评估大鼠和小鼠的脚步和运动。CatWalk XT 步态分析已在一些（神经）疾病和病变的研究和实验程序中得到验证，如脊髓损伤和其他神经损伤、神经性疼痛、关节炎、脑卒中、帕金森病、小脑共济失调、外伤性脑损伤、周围神经损伤等。

一、实验原理

CatWalk XT 控制单元（图 3-11-1）为 CatWalk XT 天花板上的红色 LED 灯、通道上的绿色 LED 灯（通过鼠的足底表面反射）和摄像机提供的电源。动物走过一块玻璃板时，CatWalk XT 系统通过录像从下面记录动物的足迹。在玻璃板内部发出的绿色 LED 光会在内部反射，但动物与玻璃板接触的区域除外。足碰到玻璃的地方，光线会发生折射。安装在玻璃板下方的高速彩色相机捕捉这些发光区域，并将数据发送到运行 CatWalk XT 软件的计算机上。CatWalk XT 使用照明脚印技术来捕获实际脚印。足真正碰到玻璃的地方会被照亮。目标箱安装在跑道的一端，包括一个黑色的庇护所，下面有一个家庭笼子，动物可以通过一个洞进入。

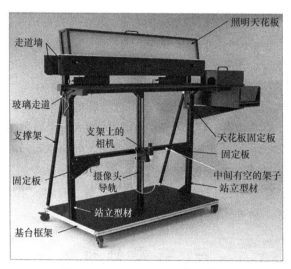

图 3-11-1　CatWalk XT 控制单元

二、实验设置

1. 走道（Walkway）设置　打开桌面 CatWalk XT 软件应用程序后弹出图 3-11-2 界面。
点击 Set up the walkway，在此窗口的 Define the layout of the walkway 中设置走道长、宽（图 3-11-3）。

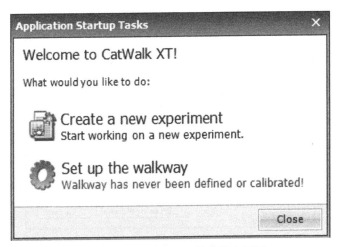

图 3-11-2 CatWalk XT 软件进入界面

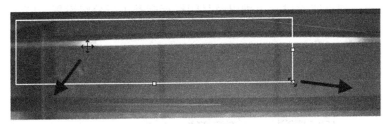

图 3-11-3 CatWalk XT 软件 Walkway 校准设置界面

点击 Calibrate the walkway 来校准走道的长宽（已提供校准纸张），移动/调整后将矩形与校准纸张长、宽一致。

注：同一批实验，此步骤只需设置一次。

2. 系统设置 点击 File 菜单中 Preferences 设置距离单位、数据存储位置以及足印颜色等（图 3-11-4）。

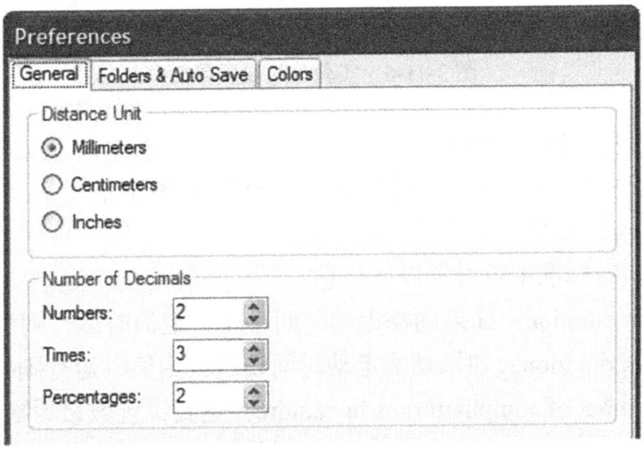

图 3-11-4 CatWalk XT 软件 Preferences 系统设置界面

3. 新实验设置 点击 Creating a new experiment，可设置实验名称、存储位置、实验描述以及实验者信息（图 3-11-5）。

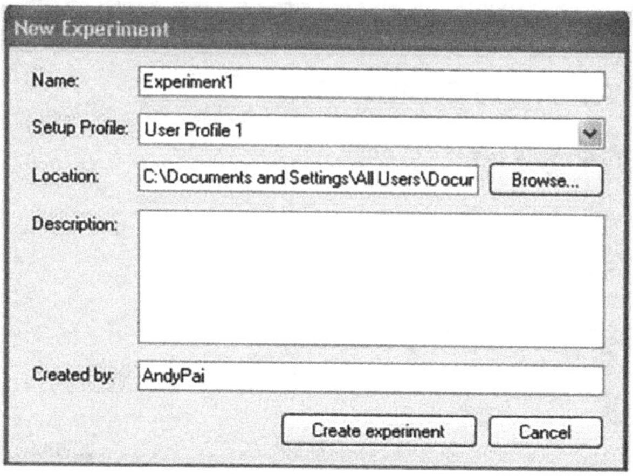

图 3-11-5　新实验设置界面

4. 分组设置　根据实验设置组别以及足印运行标准进行分组设置（图 3-11-6）。

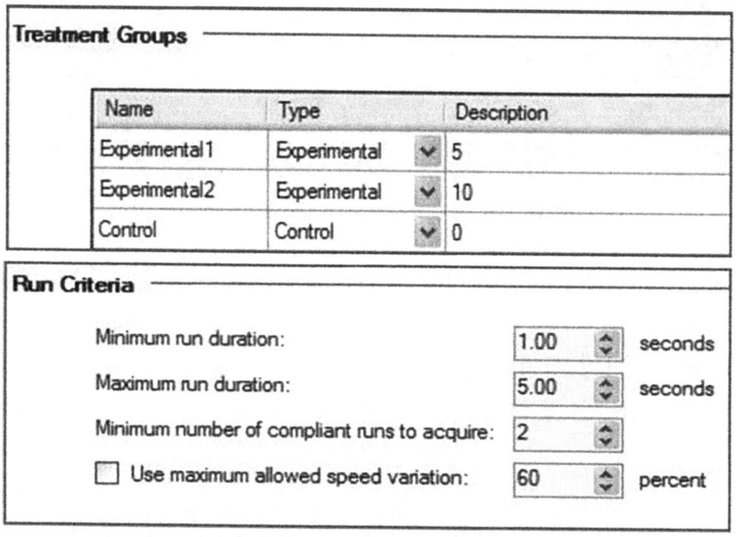

图 3-11-6　实验分组设置界面

Animal Type：设置动物种类信息。

Time Point：在时间点上可添加一个时间点或更多的时间点。

Treatment Groups：设置动物组别信息。

Run Criteria：运行标准中可设置以下信息：

A. Minimum run duration：如果动物走动时间小于设定值时运行则标记为"不合格"。

B. Maximum run duration：如果动物走动时间超过设定值时运行则标记为"不合格"。

C. Minimum number of compliant runs to acquire：达到设置数量后数据采集自动停止。

D. Use maximum allowed speed variation：若被选中，如果动物超过设定值运行则标记为"不合格"。

5. 实验列表　点击 Trial List 可以设置 Trial 数量以及各个属性（图 3-11-7）。

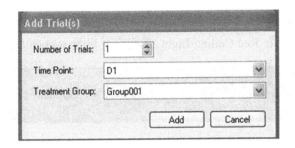

Trial	Animal	Time Point	Treatment Group	Acquisition Status	Total Runs	Compli Runs	Classification Status
Trial1	Animal1	d7	Experimental	Acquired	2	2	Classified
Trial2	Animal2	d7	Control	Acquired	2	2	Classified
Trial3	Animal3	d7	Experimental	Planned	0	0	Not classified
Trial4	Animal4	d7	Undefined	Planned	0	0	Not classified
Trial5	Animal5	d7	Undefined	Planned	0	0	Not classified
Trial6	Animal6	d7	Undefined	Planned	0	0	Not classified

图 3-11-7　实验列表设置及完成后界面

三、检 测 设 置

1. 自动检测　在 Detection Settings 菜单中可直接选取系统内置的大、小鼠检测配置。将小鼠放置在玻璃板上，点击 Auto Detection Settings 让软件自动探测摄像机的增益和强度阈值，以便能够更好地追踪到小鼠足印（图 3-11-8）。

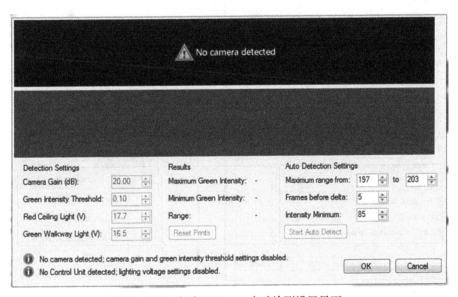

图 3-11-8　实验 Walkway 自动检测设置界面

2. 手动检测　根据经验，摄像机 Gain 应该在 10～20dB，如果 Gain＞20dB 而且足印不是很明亮，建议增加 Green Walkway Light 强度。反之，如果 Gain＜10dB 而且足印很明亮，建议减少 Green Walkway Light 强度。

最后减少红色背景光 Red Ceiling Light 强度直至与图 3-11-9 大致相似。

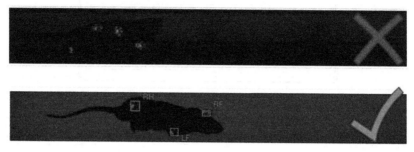

图 3-11-9 实验 Walkway 手动检测界面

四、数据采集

1. 采集设置 菜单 Setup 中的 Acquisition Settings，可对背景图片、运行设置、视频格式以及声音反馈进行设置，除有特殊要求，建议保持默认状态（图 3-11-10）。

2. 准备走道 A. 清洗玻璃板（排出尿液及粪便产生的噪点背景）。B. 调整走道宽度以适应待测小鼠。C. 将红色背景灯罩盖上。

3. 采集数据 在 Experiment Explorer 窗口，在某个 Trial 处右键点击 Acquire Runs 后弹出采集界面（图 3-11-11）。

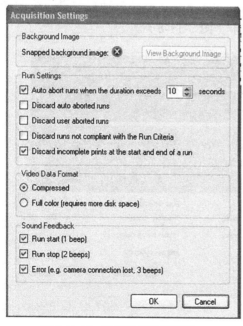

图 3-11-10 数据采集设置界面

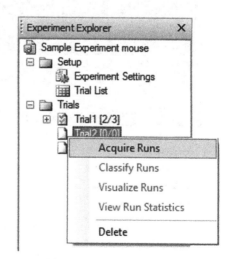

图 3-11-11 采集数据界面

先抓取背景图片 Snap Background，然后点击 Start Acquisition 即可开始采集，如图 3-11-12 所示。

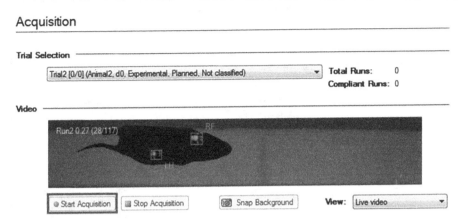

图 3-11-12 抓取实验背景图片

采集过程中严禁打开红色背景灯罩，采集会按照设定的采集足印标准运行，自动结束采集。

4. 回放数据 选择 1 个数据按照预期的播放速度预览实验结果（图 3-11-13）。

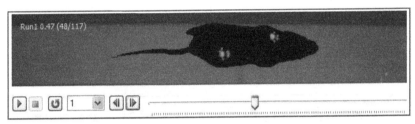

图 3-11-13 预览实验动物步态结果

实验数据运行和采集状态如图 3-11-14 所示。

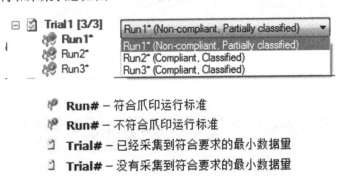

图 3-11-14 实验数据运行和采集情况分类

五、足 印 分 类

1. 自动分类 在 Experiment Explorer 窗口某个 Trial 处右键点击 Classify Runs 后弹出分类界面（图 3-11-15）。

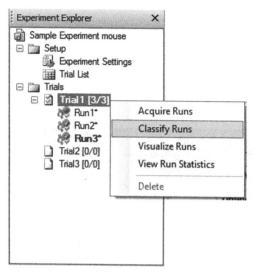

图 3-11-15　实验数据采集界面进行足印分类

点击 Auto Classify 即可开始自动分类（此 AFC 模块为选配），如图 3-11-16 所示。

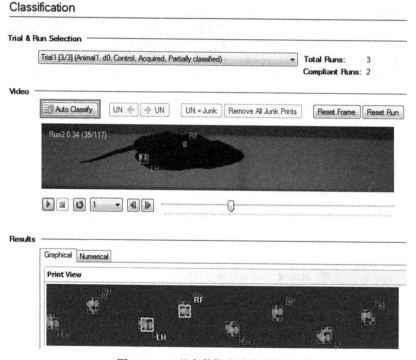

图 3-11-16　足印数据自动分类结果

2. 手动分类　对于 Auto Classify 自动判断足类型，判断的结果可能有误判或漏判，需要手动修改（图 3-11-17）。

3. 调整光照强度　如果采集到的数据噪点过大，可以通过 Adjust the Green Intensity Threshold 功能来调节和过滤噪点，从而使足印更清晰（图 3-11-18）。

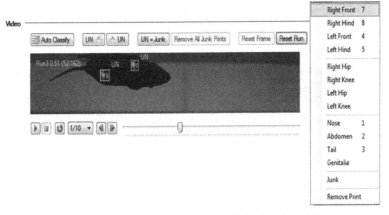

图 3-11-17 对于误判或漏判足印数据进行手动分类

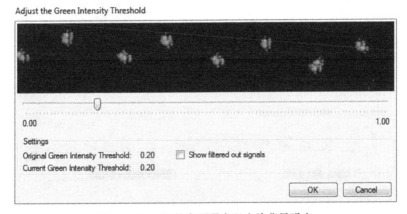

图 3-11-18 调整光照强度以去除背景噪点

六、数 据 分 析

1. 数据可视化 在 Experiment Explorer 窗口某个 Trial 处右键点击 Visualize Runs 后弹出可视化界面（图 3-11-19）。

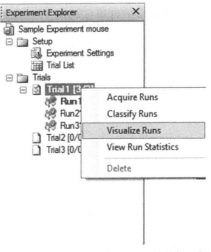

图 3-11-19 实验数据采集界面进行数据可视化

点击切换 3D Footprint Intensities、2D Footprint Intensities、Footfall Patterns 可呈现不同的可视化效果（图 3-11-20）。这 3 种可视化均可点击鼠标右键另存为图片格式。

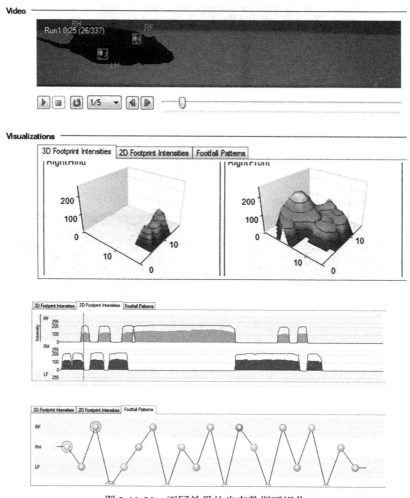

图 3-11-20　不同效果的步态数据可视化

2. 步序分析　包括三维足印强度、二维足印强度、足印模式（图 3-11-21）。

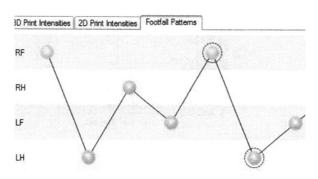

图 3-11-21　步序分析的可视化结果

3. 足间距离　如图 3-11-22 所示。

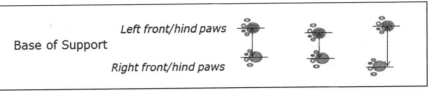

图 3-11-22 步态分析足间距离的原理示意图

4. 足印位置 表示后足相对于同侧前足的上一个位置的距离。如果足印位置为正值，表明后足在前足后面；反之后足在前足前面（图 3-11-23）。

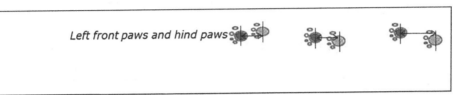

图 3-11-23 步态分析足印位置的原理示意图

5. 相位离差指数 描述两只足印在一步周期内位置上的时间关系，常用于测量足的协调性。

计算公式如下：

$$相位离差指数 = \frac{IC_{target_m} - IC_{anchor_n}}{step\ cycle_{anchor}} \times 100\%$$

式中，IC：初次触地时间（initial contact）。

相位离差指数计算 6 对足印，对角（RF-LH，LF-RH）、同侧（RF-RH，LF-LH）以及水平（LF-RF，LH-RH），前两者以前足为参考足（anchor paw），后者以左足为参考足。

七、数 据 导 出

1. 导出 Run Data 如图 3-11-24 所示。

- X
- Y
- Print Length
- Print Width
- Print Area
- Minimum Intensity
- Maximum Intensity
- Mean Intensity

- Paw Statistics
- Step Sequence
- Base of Support
- Other Statistics
- Print Positions
- Phase Dispersions
- Couplings
- Support

- Mean / Standard Deviation

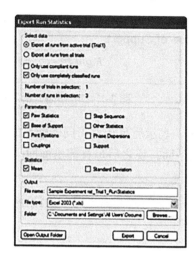

图 3-11-24　步态分析的数据结果导出

2. 导出 Run Video　在 File 菜单中点击 Export，可将实验中小鼠在跑台走动的过程或可视化的效果以视频的方式导出，方便演示（图 3-11-25）。

- Labels
- Rectangles
- Overlay Text with Time and frame information

- Uncompressed AVI

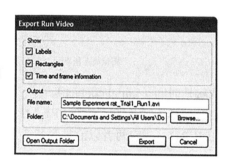

- Select the visualization you want to export
- Video only plays back at 1/5 speed
- Uncompressed AVI

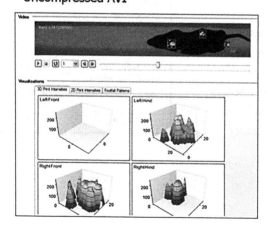

图 3-11-25　步态分析的视频结果导出

八、文 件 管 理

1. 实验数据备份还原　在 File 菜单中点击 Make Backup 可将实验数据及视频压缩成一个文件，方便携带储存，减少占用硬盘空间。

在安装有 CatWalk XT 软件的计算机上点击 Restore Backup 可将备份文件还原。

2. 配置文件　在 Profiles Explorer 中可根据不同实验快速调取不同配置文件。

（张昆龙　吴菲菲　刘　慧）

第十二节　低压低氧舱的使用

一、实 验 原 理

急性低氧诱导的氧化应激可对不同器官造成氧化损伤，由于脑中含有较多不饱和脂肪酸和金属离子，易发生脂质过氧化，提示脑组织比其他器官对低氧更为敏感。高原自然环境对机体的损害主要是因为低压低氧可引发各系统功能的应激反应，建立理想的急性高原低氧模型并进一步研究低氧损伤机制及防护措施显得尤为重要。

低压低氧舱的造模原理：将实验动物置于低压低氧舱后，封闭低压低氧舱，接通电源，真空泵将缓冲舱内的气体抽出，使得缓冲舱内的压力逐渐降低，从而达到模拟高原低压低氧环境的效果。

二、实 验 材 料

SPF 级 C57BL/6J 小鼠、BALB/c 小鼠、昆明小鼠，均为雄性，8 周龄，体重（20±2）g；SPF 级 SD 大鼠，雄性，8 周龄，体重（230±20）g。实验动物均需适应性饲养后用于实验。低压低氧舱，棉球、小鼠饲料等。

三、实 验 方 法

1. 小鼠急性低氧模型建立　C57BL/6J 小鼠（或其他小鼠）若干只，随机分成正常对照组和低氧模型组（12h、18h、24h、36h、48h），每组 6 只。正常对照组置低压低氧舱旁，按不同缺氧时间分别将各低氧模型组小鼠放入低压低氧舱，密闭舱门，设置模拟高度如 8000m（压力 0.07MPa，氧分压 7.6kPa），设置上升速度 10m/s，下降速度 20m/s，温度（21±2）℃，湿度（55±5）%，接下来进行相应时间的低压低氧处理。实验结束后取脑组织处理备用。

2. 大鼠急性低氧模型建立　SD 大鼠若干只，随机分成正常对照组和低氧模型组（12h、18h、24h、36h、48h），每组 8 只，放入低压低氧舱，设置模拟高度如 8000m，上升速度 10m/s，下降速度 20m/s，温度（21±2）℃，湿度（55±5）%，实验结束后取脑组织处理备用。

四、注意事项

1. 动物饮水的注意事项　低压低氧舱在上升过程中，外界压力变化导致动物饮水瓶中的水不断滴入动物笼中，如果滴水过多，动物笼中则会过于潮湿，导致病原微生物和寄生虫的过度繁殖，垫料和饲料易发生霉变，不利于小鼠的健康，易造成小鼠的死亡。因此，在进行减压前可使用浸湿超纯水棉球，将8～12个棉球放到鼠笼垫料里。

2. 性别选用的注意事项　应尽量选择雄性动物或雌雄各一半进行低氧模型制作。有研究表示，雌性动物可分泌雌激素，而雌激素有显著的抗缺氧作用，可降低模型复制的成功率。

（蒲雪茵　吴菲菲　季乐乐）

第四章 线粒体功能检测

线粒体是细胞内由双层膜包裹的细胞器，是细胞进行有氧呼吸的主要场所，它涉及多种过程，如线粒体电子传递链复合物的活动、三羧酸循环、β 氧化、酮生成、三磷酸腺苷（adenosine triphosphate，ATP）合成和活性氧（reactive oxygen species，ROS）形成等。同时线粒体还控制细胞间的信号传递；调节细胞的分化和生命周期；参与细胞凋亡、自由基生成、脂质代谢等代谢过程。线粒体作为细胞内能量生成最关键的细胞器，其功能异常与多种疾病相关。

第一节 中枢神经系统浸润和固有小胶质细胞分离

对中枢神经系统的各类细胞进行单独分离，是研究不同细胞群对正常和异常中枢神经系统发育、衰老和病理方面影响的基础。脑小胶质细胞和星形胶质细胞在脑损伤和神经炎症中起关键作用。这些神经胶质细胞的激活以及中枢神经系统中的白细胞浸润有助于调节许多神经病理学中的神经元存活。

一、实 验 材 料

50ml 注射器、18G 针头、离心机、50ml 离心管等。

二、实 验 试 剂

异氟醚，Hank's 平衡盐溶液（10×溶液，在室内用无菌蒸馏水稀释至 1×），完全 RPMI-1640 培养基、完全培养基、胎牛血清（FBS）；左旋谷氨酰胺、青霉素、链霉素、脱氧核糖核酸酶Ⅰ、Percoll 细胞分离液、磷酸盐缓冲液（PBS）、抗 CD45-别藻蓝蛋白（allophycocyanin，APC）抗体、抗 CD11b-藻红蛋白（phycoerythrin，PE）抗体、抗 CD8-APC 抗体、抗 CD4-PE 抗体、胶原酶Ⅳ和 DNaseⅠ溶液等。

三、试 剂 配 制

1. 完全 RPMI-1640 培养基（100ml） 9 份完全 RPMI-1640 培养基+1 份 FBS+1ml 青霉素-链霉素（+1ml 左旋谷氨酰胺）。

2. 胶原酶Ⅳ和 DNaseⅠ溶液（100ml） 在 100ml Hank's 平衡盐溶液中加入 0.03g 胶原酶Ⅳ和 200μl 的 DNaseⅠ溶液，用 0.22μm 滤膜过滤后备用，现用现配，4℃使用。

3. 90% Percoll 细胞分离液（10ml）　9ml 100% Percoll 细胞分离液和 1ml 10×PBS 混合。

4. 70% Percoll 细胞分离液（10ml）　7ml 100% Percoll 细胞分离液和 3ml 1×PBS 混合。

5. 30% Percoll 细胞分离液（10ml）　3ml 100% Percoll 细胞分离液和 7ml 1×PBS 混合。

四、实 验 方 法

1. 小鼠麻醉后用 50ml 注射器经左心室灌注 30ml 无菌 Hank's 平衡盐溶液，取大脑和脊髓。

2. 在 50ml 离心管中将小鼠大脑和脊髓切碎，越小越好。

3. 300μg/ml 胶原酶Ⅳ加至大脑和脊髓碎块中使得终浓度为 20μg/ml，37℃孵育 45min。

4. 室温以 630g 的速度离心 10min 后，小心地将含有胶原酶Ⅳ的上清倒出。

5. 连续梯度法分离中枢神经系统浸润细胞。

6. 在完全 RPMI-1640 培养基中，将 10ml 100%的 Percoll 细胞分离液加入 20ml 的细胞悬液中，然后通过倒置试管轻轻混合。在 25 000g 和 37℃下离心 30min。收集底部 1/3 的单核细胞，将顶部 15～20ml 的细胞抽除。

7. 将上述剩余细胞转移到 50ml 离心管中。

8. 用 HBSS 或完全 RMPI-1640 培养基将体积调至 50ml，轻轻混合，然后以 630g 离心 10min。

9. 用完全 RMPI-1640 培养基重悬细胞。

10. 在小鼠脑脊髓炎病毒感染后 7 天，从每只小鼠的大脑和脊髓中能获得（1～2）×10^6 个细胞。从一只初生小鼠的中枢神经系统中能获得（2～5）×10^5 个细胞。

（吴菲菲）

第二节　流式细胞仪检测中枢神经系统红绿荧光细胞膜电位

一、实 验 材 料

10ml 和 50ml 注射器、18G 针头、70 滤网、水平离心机、50ml 离心管等。

二、实 验 试 剂

DMEM，Percoll 细胞分离液（100%、70%、30%）、PBS、FBS 等。

三、试 剂 配 制

1. DMEM 培养基（100ml）　9 份 DMEM 培养基+1 份 FBS+1ml 青霉素-链霉素。

2. 90% Percoll 细胞分离液（10ml）　9ml 100% Percoll 细胞分离液和 1ml 10×PBS 混合。

3. 70% Percoll 细胞分离液（10ml） 7ml 100% Percoll 细胞分离液和 3ml 1×PBS 混合。

4. 30% Percoll 细胞分离液（10ml） 3ml 100% Percoll 细胞分离液和 7ml DMEM 混合。

四、实 验 方 法

1. 小鼠麻醉后用 50ml 注射器经左心室灌注 30ml 无菌 Hank's 平衡盐溶液。

2. 取大脑和脊髓，放入预冷的 1×PBS 中。

3. 取培养皿、70 滤网，将组织放在 70 滤网上，研磨，加入 1×PBS 冲洗。

4. 收集细胞悬液，置于 50ml 离心管中，1200g，离心 5min。

5. 弃上清，先加 1ml 70% Percoll 重悬，补加 4ml 70% Percoll 细胞分离液到 5ml，混匀，再加入 5ml 30% Percoll 细胞分离液，动作轻柔，3000g，离心 30min；去除髓鞘。

6. 之后会看到分层，剪枪头吸出最上层髓鞘部分，中间有颜色部分为神经元，轻轻吸取置于 15ml 离心管中，3000g，离心 15min。

7. 弃上清，1ml 1×PBS 重选细胞，上机检测。

8. 设置藻红蛋白（PE）和异硫氰酸荧光素（fluorescein isothiocyanate，FITC）通道，结果见表 4-2-1。

表 4-2-1 PE 和 FITC 通道的设置

荧光素名称	激发光波长（nm）	发射光峰值（nm）
FITC	488	525
PE	488	575
tdTomato	554	581
ZsGreen	493	505

（吴菲菲）

第三节 线粒体提取实验

线粒体提取试剂盒用于从动物细胞或组织中分离出完整且纯化的线粒体，适合于动物软组织（肝或脑组织）和硬组织（肌肉）以及培养细胞的线粒体的制备。其制备物产量高，可以被用于细胞凋亡、信号传递、代谢和蛋白组学等的研究。

一、实 验 试 剂

裂解缓冲液，线粒体清洗缓冲液，存储缓冲液，1×PBS，0.01mol/L P1015 4×蛋白上样缓冲液[含二硫苏糖醇（DL-dithiothreitol，DTT）等。

二、实 验 方 法

1. 样本处理

（1）组织匀浆：称取 100～200mg 新鲜组织如肝脏、脑、心肌等，1×PBS 或生理盐水冲洗，洗净血水，滤纸吸干，用剪刀剪为碎块放入小容量玻璃匀浆器内。加入 1ml 预冷的裂解缓冲液，0℃冰浴上下研磨组织 20 次。

（2）培养细胞匀浆：将贴壁细胞用胰蛋白酶消化成细胞悬液，1×PBS 洗涤，800g 离心 5～10min 收集细胞，计数。每次提取需要 $5×10^7$ 个细胞，加入 1ml 预冷的裂解缓冲液重悬细胞，将细胞悬液转移到小容量玻璃匀浆器内，0℃冰浴研磨 30～40 次。

2. 将组织或细胞匀浆物转移到离心管，4℃，1000g 离心 5min。

3. 取上清，转移至新的离心管中，4℃，1000g 再次离心 5min。

4. 取上清，转移至新的离心管中，4℃，12 000g 离心 10min。离心后的上清含胞质成分，可从中提取胞质蛋白。将上清转移到新离心管，线粒体沉淀在管底。

5. 往线粒体沉淀中加入 0.5ml 线粒体清洗缓冲液重悬线粒体沉淀，4℃，1000g 离心 5min。

6. 取上清，转移至新的离心管中，4℃，12 000g 离心 10min。弃上清，高纯度的线粒体沉淀在管底。

7. 用 50～100μl 存储缓冲液或合适的反应缓冲液重悬线粒体沉淀，立即使用或–70℃保存。

三、注 意 事 项

1. 为保证获得完整的线粒体，务必做到：第一，全程低温操作；第二，快速；第三，在不破坏亚细胞器的情况下破碎细胞，这是制备线粒体的最关键环节。

2. 与组织块相比，培养细胞特别是贴壁培养细胞在用玻璃匀浆器匀浆时较难破壁，因而要选用小容量玻璃匀浆器、间隙严密的研杵上下研磨培养细胞。

3. 以离心力（G）计算正确的离心速度，不同的离心机可据此精确计算离心速度。转速与离心力换算：$G=1.11×（10^{-5}）×r×[g]^2$，G 为离心力，一般以 g（重力加速度）的倍数来表示；$[g]^2$ 为转速的平方；r 为半径，单位为厘米。

4. 进行 Western blot 和 2D-胶电泳，可直接加入 0.01mol/L P1015 4×蛋白上样缓冲液裂解线粒体。

5. 保存 四周内使用可 4℃储存，长期保存请置于–20℃以下。

（吴菲菲　李淑娇　季乐乐）

第四节　ATP 能量合成检测

一、实 验 原 理

ATP 是生物的直接能量供体，生命活动所需的能量最终都以 ATP 的形式来提供。每种生物体内的 ATP 含量一般都在某一范围内。通常细胞在凋亡、坏死或处于一些毒性状态下，ATP 水平会下降；而高葡萄糖刺激等可上调某些细胞的细胞内 ATP 水平。通常 ATP 水平的下降表明线粒体的功能受损或下降，在细胞凋亡时 ATP 水平的下降通常和线粒体的膜电位下降同时发生。荧光素是一种在氧气存在的情况下，能氧化发出荧光的分子。ATP 试剂配有裂解液和反应液两种溶液，样品首先与裂解液接触，裂解液使样品中的菌体裂解，释放出体内的 ATP。再与反应液混合，反应液中的荧光素酶催化荧光素与氧气的反应，利用 ATP 释放的能量发出荧光，发光强度与 ATP 的量成正比。仪器可读出荧光强度，输出为相对光单位（RLU），反映出 ATP 的量，进而可推算出样品中菌体含量范围。

二、实 验 方 法

1. 样品测定的准备　（注意：样品裂解需在 4℃或冰上操作）

（1）对于贴壁细胞：吸除培养液，按照 6 孔板每孔加入 200μl 裂解液的比例（即相当于细胞培养液量 2ml 的 1/10）加入裂解液，裂解细胞。裂解细胞时为了裂解充分，可以使用移液器进行反复吹打或晃动培养板使裂解液充分接触并裂解细胞。通常细胞在接触裂解液后会立即裂解。裂解后 4℃ 12 000g 离心 5min，取上清，用于后续的测定。

（2）对于悬浮细胞：用离心管离心沉淀细胞，弃上清，轻轻弹散细胞，6 孔板每孔加入 200μl 裂解液，裂解细胞。裂解细胞时为了裂解充分可以弹击离心管管底或适当涡旋振荡使裂解液充分接触并裂解细胞。通常细胞在接触裂解液后会立即裂解。裂解后 4℃ 12 000g 离心 5min，取上清，用于后续的测定。

（3）对于组织样品：按照每 20mg 组织加入 100～200μl 裂解液的比例加入裂解液，然后用玻璃匀浆器或其他匀浆设备进行匀浆。充分匀浆可以确保组织被完全裂解。裂解后 4℃ 12 000g 离心 5min，取上清，用于后续的测定。

2. 标准曲线测定的准备　冰浴上融解待用试剂，把 ATP 标准溶液用 ATP 检测裂解液稀释成适当的浓度梯度。具体的浓度需根据样品中 ATP 的浓度而定。初次检测可以使用 0.01μmol/L、0.03μmol/L、0.1μmol/L、0.3μmol/L、1μmol/L、3μmol/L 和 10μmol/L 这几个浓度，在后续的实验中，可以根据样品中 ATP 的浓度对标准品的浓度范围进行适当调整。

3. ATP 检测工作液的配制　按照每个样品或标准品需 100μl ATP 检测工作液的比例配制适当量的 ATP 检测工作液。把待用试剂在冰浴上融解。取适量的 ATP 检测试剂，按照 1∶9 的比例用 ATP 检测试剂稀释液稀释 ATP 检测试剂。例如，100μl ATP 检测试剂加入 900μl ATP 检测试剂稀释液配制成 1ml ATP 检测工作液。ATP 检测工作液可在冰浴上暂时保存。

4. ATP 浓度的测定

（1）加 100μl ATP 检测工作液到检测孔或检测管内。室温放置 3～5min，以使本底性的 ATP 全部被消耗掉，从而降低本底。可以一次性把 10～20 个检测孔或检测管分别加上 100μl ATP 检测工作液，从而节省时间。

（2）在检测孔或检测管内加上 20μl 样品或标准品，迅速用移液枪（微量移液器）混匀，至少间隔 2s 后，用辉光值测定仪（luminometer）或液闪仪测定相对光单位（relative light unit，RLU）值或每分钟计数（CPM）（注：样品的体积可以自行在 10～100μl 范围内调节）。如果样品中的 ATP 浓度比较低则可以加入 100μl 样品，如果样品中 ATP 浓度比较高则可以加入较小体积的样品，同时标准品也需要使用相同的体积。如果样品中 ATP 的浓度特别高，可以用 ATP 检测裂解液稀释样品后再测定。本试剂盒在加入 10～100μl 标准品时，大致在 1nmol/L～10μmol/L 的浓度范围内有很好的线性关系（图 4-4-1）。

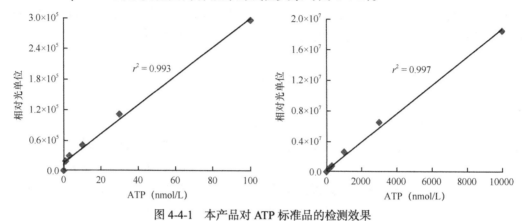

图 4-4-1　本产品对 ATP 标准品的检测效果

图中数据为 20μl 标准品减去空白对照后的数据。实测数据会因检测仪器等的不同而存在差异，仅供参考

（3）根据标准曲线计算出样品中 ATP 的浓度。

（4）为了消除样品制备时由于蛋白质量的差异而造成的误差，可以用 BCA 蛋白浓度测定试剂盒测定样品中的蛋白浓度，然后把 ATP 的浓度换算成 nmol/mg 蛋白的形式。

三、注 意 事 项

1. ATP 检测试剂中含有荧光素酶，反复冻融会导致其逐渐失活。建议使用时的冻融次数不宜超过 3 次。

2. ATP 检测试剂稀释成 ATP 检测工作液后，最好一次用完，不宜冻存后再使用。

3. ATP 特别是裂解后样品中的 ATP 在室温下不太稳定，需在 4℃ 下或冰上操作。ATP 在冰上可以稳定长达 6h。

4. 使用可检测化学发光的多功能酶标仪时，推荐使用孔和孔之间不透光的 96 孔白板或黑板。如使用普通的透明 96 孔板，须特别注意在检测孔之间设置间隔孔，以减少邻近孔之间的相互干扰。

5. 对于透明 96 孔板，一个发光孔可以使上下或左右邻近孔的 RLU 值升高 10%～20%，使上下或左右间隔一个孔的邻近孔的 RLU 值升高 1%～4%；对于相同的样品，底部不透光的 96 孔白板的化学发光读数可以达到透明 96 孔板的 5～10 倍，达到底部透光 96 孔白板读数的 3 倍左右（实测数据会因 96 孔板、检测仪器和样品等的不同而存在差异）。

6. 本试剂盒提供的 ATP 检测裂解液可以有效裂解并释放常见的培养细胞和组织中的 ATP。对于一些特殊的组织或样品，如果发现检测出来的 ATP 水平显著低于预期水平，可以在裂解样品后并且在离心前，取部分样品煮沸 2min 以充分释放 ATP。

7. 煮沸后样品中的蛋白质会变性，从而会在后续的离心步骤中被沉淀，因此煮沸的样品不能用于蛋白质浓度测定、SDS-PAGE 和 Western blot 检测。可以使用剩余的部分样品进行蛋白质浓度测定、SDS-PAGE 和 Western blot 检测。

（吴菲菲　李淑娇）

第五节　ROS 检测

一、实验原理

1. 活性氧（reactive oxygen species，ROS）检测试剂盒　是一种基于荧光染料——活性氧荧光探针（2,7-dichlorodi-hydrofluorescein diacetate，DCFH-DA）的荧光强度变化，定量检测细胞内活性氧水平的最常用方法。

2. DCFH-DA　本身没有荧光，可以自由穿过细胞膜。进入细胞内后，可以被细胞内的酯酶水解生成 2′,7′-二氯二氢荧光素（DCFH）。而 DCFH 不会通透细胞膜，因此探针很容易被积聚在细胞内。细胞内的活性氧能够氧化无荧光的 DCFH 生成有荧光的 2′,7′-二氯荧光素（DCF）。绿色荧光强度与活性氧的水平成正比。在最大激发波长 480nm、最大发射波长 525nm 处，使用荧光显微镜、流式细胞仪或激光共聚焦显微镜等检测荧光信号。Rosup 为活性氧阳性诱导药物，根据其荧光信号强度，可分析活性氧的真正水平。

二、实验试剂

Rosup（活性氧阳性诱导药物）、DCFH-DA、无血清细胞培养液等。

三、实验方法

1. 装载探针

（1）原位装载探针（仅适用于贴壁细胞）

1）细胞准备：检测前一天进行细胞铺板，确保检测时细胞汇合度达到 50%～70%。

注：必须保证细胞状态健康，且检测时不会过度生长。

2）药物诱导：去除细胞培养液，加入适量经合适缓冲液或无血清细胞培养液稀释到工作浓度的药物，于 37℃细胞培养箱内避光孵育，具体诱导时间根据药物本身特性，以及细胞类型来决定。

（可选）阳性对照：先用无血清细胞培养液等稀释阳性对照（Rosup，100mmol/L）到常用工作浓度 100μmol/L，加入细胞，一般 37℃下避光孵育 30min～4h 可显著看到活性氧水平提高，但依细胞类型会有比较明显的差异。如 HeLa 细胞孵育 30min；MRC5 人胚胎成纤维细胞孵育 1.5h。

3）探针准备：探针装载前按照 1∶1000 用无血清细胞培养液稀释 DCFH-DA，使其终浓度为 10μmol/L。

4）探针装载：吸除诱导用药物，加入适当体积稀释好的 DCFH-DA 工作液。加入的体积以能充分盖住细胞为宜。37℃细胞培养箱内避光孵育 30min。

5）细胞清洗：用无血清细胞培养液洗涤细胞 1～2 次，以充分去除未进入细胞内的 DCFH-DA。

（2）收集细胞后装载探针：适用于贴壁细胞和悬浮细胞。

1）细胞准备：按照标准方法培养细胞，必须保证检测用细胞状态健康。按照适当方法，清洗并收集足量的细胞。

2）药物诱导：将收集好的细胞悬浮于适量稀释好的药物中，于 37℃细胞培养箱内避光孵育，具体诱导时间根据药物本身特性及细胞类型来决定。

（可选）阳性对照：先用无血清细胞培养液等稀释阳性对照（Rosup，100mmol/L）到常用工作浓度 100μmol/L，加入细胞，一般 37℃下避光孵育 30min～4h 可显著看到活性氧水平提高，但依细胞类型会有比较明显的差异。如 HeLa 细胞孵育 30min；MRC5 人胚胎成纤维细胞孵育 1.5h。

3）探针准备：探针装载前，按照 1∶1000 用无血清细胞培养液稀释 DCFH-DA，使其终浓度为 10μmol/L。

4）探针装载：去除细胞内药物，离心收集细胞，加入适当稀释好的探针，使其细胞密度为 $1×10^6$～$2×10^7$。

注：细胞密度需根据后续的检测体系、检测方法及检测总量来调整。如，对于流式分析，单管检测细胞数目不少于 10^4，也不可多于 10^6。每隔 3～5min 颠倒混匀一下，使探针和细胞充分接触。

5）细胞清洗：用无血清细胞培养液洗涤细胞 1～2 次，以充分去除未进入细胞内的 DCFH-DA。

2. 检测　原位装载探针法：激光共聚焦显微镜直接观察，或收集细胞后用荧光分光光度计、荧光酶标仪或流式细胞仪检测。收集细胞后装载探针法：用荧光分光光度计、荧光酶标仪或流式细胞仪检测，也可以用激光共聚焦显微镜直接观察。

3. 参数设置　使用 488nm 激发波长，525nm 发射波长，实时或逐时间点检测刺激前后荧光的强弱。DCF 的荧光光谱和 FITC 非常相似，可以用 FITC 的参数设置检测 DCF。

4. 其他事项说明

（1）对于刺激时间较短（通常 2h 以内）的细胞，也可先装载探针，后用活性氧阳性对照和(或)感兴趣药物刺激细胞，如阳性对照刺激，应先加入适量探针于 37℃避光孵育 30min；然后再加入等体积 2×阳性对照 Rosup 溶液（200μmol/L），37℃避光诱导 30min～4h。

（2）阳性对照 Rosup 通常浓度为 100μmol/L。通常刺激后 30min～4h 可以观察到显著的活性氧水平升高。对于不同的细胞，活性氧阳性对照的效果可能有较大的差别。如果在刺激后 30min 内观察不到活性氧的升高，可延长诱导时间或适当提高活性氧阳性对照的浓度。如果活性氧浓度升高得过快，可缩短诱导时间或适当降低活性氧阳性对照的浓度。

（3）对于某些细胞，如果发现没有刺激的阴性对照细胞荧光也比较强，可以按照 1：（2000～5000）稀释 DCFH-DA，使装载探针时 DCFH-DA 的浓度为 2～5μmol/L。探针装载的时间也可以根据情况在 15～60min 内适当调整。

（4）活性氧阳性 Rosup 仅作为阳性对照的样品，并不是在每个样品中都需加入 Rosup。

四、注 意 事 项

1. 探针装载后，要洗净残余的未进入细胞内的探针，否则会导致背景信号过高。

2. 探针装载完毕并洗净残余探针后，可以进行激发波长的扫描和发射波长的扫描，以确认探针的装载情况是否良好。

3. 尽量缩短探针装载后到测定所用的时间（刺激时间除外），以减少各种可能的误差。

4. 为了安全和健康，请穿实验服并戴一次性手套操作。

五、实 验 示 例

1. 实验材料　外周静脉血 2.5ml[乙二胺四乙酸（ethylenediaminetetraacetic acid，EDTA）抗凝处理]。

2. 实验试剂　活性氧检测试剂盒、无血清细胞培养液、0.1% PBS（pH 7.35）等。

3. 实验方法　白细胞活性氧的检测的主要步骤：去除红细胞→染色→上机检测→分析数据。

（1）设置阳性对照（CCCP）组、阴性对照（不染色）组、样品组共三组，每组取外周血 200μl/管。

（2）每管加入 600μl 红细胞裂解液，冰浴 10min。

（3）600g，离心 3min，弃上清。

（4）无血清细胞培养液洗 1 次，600g，离心 3min，弃上清。

（5）装载探针

1）阳性对照组：按照 1：1000 用无血清细胞培养液稀释 DCFH-DA，处理细胞 20min，每隔 3～5min 颠倒混匀一下，使探针和细胞充分接触。加入 Rosup（50mmol/L），推荐按照 1：1000 稀释至 50μmol/L，处理细胞 20min。600g 离心 3min，弃上清。DMEM 清洗，600g 离心 3min，弃上清（重复 2 次）。加入 200μl DMEM 培养液，放置冰上。上机检测，应用补偿（活力细胞与诱导凋亡细胞作补偿）。

2）阴性对照组：加入 1000μl DMEM 培养液重悬。

3）样品组：按照 1：1000 用无血清细胞培养液稀释 DCFH-DA，加入细胞中，CO_2 培养箱中孵育 20min。

4. 实验结果　PE 与 FITC 通道检测：流式细胞仪需要提前 15min 开机预热自检。阴性对照组、阳性对照组、样品组结果见图 4-5-1～图 4-5-3。

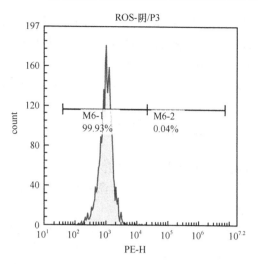

门(gate)	计数(count)	P3所占百分比(%P3)	中位数(median X)
P3	2855	100.00%	1046
M6-1	2853	99.93%	1046
M6-2	1	0.04%	43 774

图 4-5-1　阴性对照组

count，代表细胞数，表示 P3 中性粒细胞被 PE 激发显红色荧光的细胞数。

M6-1：阴性组，没有染上颜色的细胞，活性氧少；M6-2：阳性组，染上颜色的细胞，活性氧多

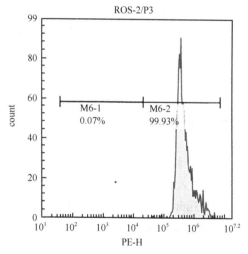

门	计数	%P3	中位数
P3	1370	100.00%	424 121
M6-1	1	0.07%	8454
M6-2	1369	99.93%	424 227

图 4-5-2　阳性对照组

count，代表细胞数，表示 P3 中性粒细胞被 PE 激发显红色荧光的细胞数。M6-1：阴性组，没有染上颜色的细胞，活性氧少；M6-2：阳性组，染上颜色的细胞，活性氧多

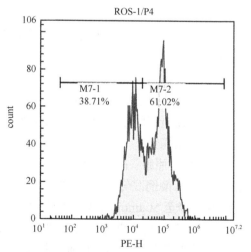

门	计数	%P4	中位数
P4	3645	100.00%	40 031
M7-1	1411	38.71%	9562
M7-2	2224	61.02%	84 491

图 4-5-3　样品组

count，代表细胞数，表示 P4 中性粒细胞被 PE 激发显红色荧光的细胞数。M7-1：阴性组，没有染上颜色的细胞，活性氧少；M7-2：阳性组，染上颜色的细胞，活性氧多

5. 注意事项

（1）要控制检测时间，防止时间过久细胞凋亡，实验时间要控制在 2h 以内。

（2）上机检测时要有无色透明液体重悬细胞（PBS），防止对结果产生影响。

（3）红细胞裂解要彻底，待管内液体变清澈透亮，说明裂解完成。

（4）离心时注意离心速率，防止离心速率过大导致细胞破碎。

（吴菲菲　李　泽　陈京浩）

第六节　超氧化物歧化酶检测

一、实验原理

超氧化物歧化酶（superoxide dismutase，SOD）是一种源于生命体的活性物质，能消除生物体在新陈代谢过程中产生的有害物质。对人体不断地补充 SOD 具有抗衰老的特殊效果。自 1938 年首次从牛红细胞中分离得到 SOD 算起，人们对其研究已有八十多年的历史。1969 年 McCord 等重新发现这种蛋白，并且发现了它们的生物活性，弄清了它催化过氧阴离子发生歧化反应的性质，所以正式将其命名为超氧化物歧化酶。SOD 是一种新型酶制剂。它在生物界的分布极广，几乎从动物到植物，甚至从人到单细胞生物，都有它的存在。SOD 被视为生命科技中最具神奇魔力的酶、人体内的垃圾清道夫。SOD 是氧自由基的自然天敌，是机体内氧自由基的头号杀手，是生命健康之本。SOD 按其所含金属辅基不同可分为三种类型，第一种是含铜（Cu）、锌（Zn）金属辅基（Cu、Zn-SOD），是最为常见的一种酶，呈绿色，主要存在于机体细胞质中；第二种是含锰（Mn）金属辅基（Mn-SOD），呈紫色，存在于真核细胞的线粒体和原核细胞内；第三种是含铁（Fe）金属辅基（Fe-SOD），呈黄褐色，存在于原核细胞中。活性氧包括超氧自由基、过氧化氢及其下游产物过氧化物和羟化物等，参与细胞生长增殖、发育分化、衰老和凋亡以及许多生理和病理过程。DCFH-DA 是迄今最常用、最灵敏的细胞内活性氧检测探针，DCFH-DA 没有荧光，进入细胞后被酯酶水解为 DCFH。在活性氧存在时 DCFH 被氧化为不能透过细胞膜的强绿色荧光物质 DCF，其荧光在激发波长 502nm、发射波长 530nm 附近有最大波峰，强度与细胞内活性氧水平成正比。此活性氧检测系统本底低，灵敏度高，重复性好，操作简便。

二、实验方法

1. 试剂准备

（1）DCFH-DA 可用培养液或缓冲液稀释。血清或培养基颜色并不影响 DCFH-DA 及细胞内荧光产生，但可能会影响荧光显微镜观察，干扰荧光分光光度计、荧光酶标仪或流式细胞仪荧光测定。可将 DCFH-DA 稀释于无酚红培养基或适宜的缓冲液如 PBS 中。这取决于使用何种荧光设备进行测定。

（2）加入 DCFH-DA 的时机或孵育时间，以最终能顺利检测细胞内活性氧为目的。药物处理时间较短（<2h）或预计活性氧效应较弱，可先加入或同时加入 DCFH-DA。反之，刺激时间较长（>6h）或预计产生活性氧效应较强，可后加入 DCFH-DA。

（3）Rosup 含高纯度 H_2O_2。加入细胞后其本身即是一种活性氧，而且在代谢过程中可产生其他类型的活性氧，均可使 DCFH-DA 氧化为 DCF 呈现强绿色荧光。因而，用户可使用该试剂作为测试实验系统或仪器的阳性试剂，以初步观察细胞活性氧所产生荧光的一般特征，并且也可以将该试剂作为实验的一个阳性对照。推荐该试剂的细胞工作浓度为 20～100μmol/L 或更低浓度，但超过 200μmol/L 将产生细胞毒性。如果用户熟悉 ROS 荧光或实验没有必要采用阳性对照，可以不加该试剂。

2. 加入荧光探针

（1）加入 DCFH-DA 于培养液中，推荐初始工作浓度为 10μmol/L。对不同的细胞和处理，DCFH-DA 工作浓度可为 100nmol/L～20μmol/L，需进行预实验确定合适的浓度。总体稀释倍数应在 1∶500～1∶1000 以上，以降低 DMSO 对细胞的影响。以 DMSO 作为溶剂对照。

（2）37℃下孵育细胞 30min 至几个小时，通常 30～60min 即可。孵育时间长短与细胞类型、刺激条件、DCFH-DA 浓度有关。

（3）PBS 洗涤细胞 2 次。

3. 荧光检测 采用荧光显微镜、激光共聚焦显微镜图像检测照相，绿色荧光强度代表活性氧水平。也可使用微板荧光分析仪实时或每 10min 分时逐点检测荧光强弱。对于流式细胞仪可将细胞用胰酶消化 PBS 洗涤后重新检测。

最佳激发波长为 500nm、485（500±15）nm，最佳发射波长为 525（530±20）nm。也可按照 FITC 荧光检测条件检测。

（吴菲菲　李淑娇）

第七节　还原型谷胱甘肽检测

一、实验原理

谷胱甘肽（glutathione，GSH）存在于几乎身体的每一个细胞中，参与细胞许多功能活动，是一种氧自由基消除剂。谷胱甘肽能帮助保持正常的免疫系统的功能，保护组织细胞免受氧化损伤，并具有抗氧化作用和整合解毒作用，半胱氨酸上的巯基为其活性基团，故常简写为 G-SH 或 GSH，易与某些药物（如对乙酰氨基酚）、毒素（如自由基、碘乙酸、铅、汞、砷等）等结合，具有整合解毒作用。谷胱甘肽具有广谱解毒作用，在延缓衰老、增强免疫力、抗肿瘤等功能性食品中广泛应用。谷胱甘肽是研究活性氧和自由基的重要指标，亦是机体氧化物牵累的重要指标。

还原型谷胱甘肽是一种含 γ-酰胺键和巯基的三肽，由谷氨酸、半胱氨酸及甘氨酸组成，能可逆地转变为氧化型谷胱甘肽（GSSG），其存在形式会随着细胞内的代谢情况而发生相互转变。还原型谷胱甘肽检测试剂盒[5,5′-二硫代双（DTNB）速率比色法]是一种简单易行的检测还原型谷胱甘肽的试剂盒，其检测原理是待测样品中的还原型谷胱甘肽与发色底物 DTNB 反应，产生稳定黄色的 2-硝基-5-硫苯甲酸（TNB）和 GSSG，通过分光光度计检测吸光度，与相应处理的 GSH 标准比较，获得样品的 GSH 含量。该试剂盒可用于检测血浆、血清、组织、细胞等样品中还原型谷胱甘肽含量。

二、实 验 方 法

1. 配制还原型 GSH 标准储存液　取还原型谷胱甘肽标准品加入 3.25ml 双蒸水（ddH$_2$O），溶解并混匀，即为还原型 GSH 标准储存液（10mmol/L）。一部分立即使用，其余适当分装后保存。

2. 配制 DTNB 储存液　在本试剂盒提供的 DTNB 中溶解 DMSO 并混匀，即为 DTNB 储存液。一部分立即使用，其余适当分装后保存。

3. 配制 GSH 检测工作液　按表 4-7-1 配制 GSH 检测工作液。

表 4-7-1　GSH 检测工作液

组分	1 个样品	10 个样品	50 个样品
GSH 检测缓冲液	1.6ml	16ml	80ml
DTNB 储存液	10μl	100μl	500μl

4. 配制蛋白质沉淀工作液　在本试剂盒提供的蛋白质沉淀剂中加入 10ml ddH$_2$O，配制成的水溶液即为蛋白质沉淀工作液，4℃保存。

5. 配制标准品　把还原型 GSH 标准储存液（10mmol/L）用蛋白质沉淀工作液稀释成标准溶液。然后依次稀释成 50μmol/L、25μmol/L、15μmol/L、10μmol/L、5μmol/L、2μmol/L GSH 溶液。取 50μmol/L、25μmol/L、15μmol/L、10μmol/L、5μmol/L、2μmol/L GSH 溶液 6 个点做标准曲线。注意：由于 GSH 标准储存液在蛋白质沉淀工作液中不太稳定，用蛋白质沉淀工作液配制的 GSH 溶液必须为新鲜配制后使用，不可冻存后再使用。

6. 配制 NADPH 工作液　在本试剂盒提供的 NADPH 中加入 1ml ddH$_2$O，溶解并混匀，即为 NADPH 储存液（10mg/ml）。一部分立即使用，其余适当分装后保存。取按 NADPH 储存液加入的比例加入 GSH 检测缓冲液充分混匀，即为 NADPH 工作液。

7. 准备样品

（1）红细胞或血浆样品的制备：请尽量使用新鲜的血液进行测定。600g 离心 10min，沉淀为红细胞，上清为血浆。对于红细胞，用 PBS 洗涤 2 次。取约 50μl 红细胞沉淀或血浆，加入蛋白质沉淀工作液，充分涡旋振匀。或冰浴放置，离心，取上清用于还原型谷胱甘肽测定，样品需暂时于 4℃下保存备用，不立即测定的样品可以冷冻保存，但不宜超过 10 天。对于处理好的红细胞样品，最后需用蛋白质沉淀工作液稀释后再进行后续的测定，而对于血浆样品，应直接进行测定。

（2）组织样品的制备：取组织用液氮速冻，迅速研磨，按每 50mg 加入 150μl 蛋白质沉淀工作液，充分涡旋振匀，再加入 350μl 蛋白质沉淀工作液，用匀浆器充分匀浆。孵育，离心，取上清用于还原型谷胱甘肽测定。样品需暂时于 4℃下保存备用，不立即测定的样品可以冷冻保存，但不宜超过 10 天。对于处理好的组织样品通常需用蛋白质沉淀工作液进行适当稀释后再进行测定。

（3）细胞样品的制备：PBS 洗涤细胞 1 次，600g 离心 10min，吸尽上清，收集细胞。加入细胞沉淀 3 倍体积的蛋白质沉淀工作液，充分涡旋振匀。收集细胞前后分别对离心管进行称重，从而就可以计算出细胞沉淀的重量，10mg 细胞沉淀的体积可以粗略看作 10ml。对样品进行快速冻融后的冰上孵育。600g 离心 10min，取上清用于还原型谷胱甘肽测定。样品需暂时于 4℃下保存备用，不立即测定的样品可以冷冻保存，但不宜超过 10 天。对于处理好的组织样品通常需用蛋白质沉淀工作液进行适当稀释后再进行测定,稀释倍数通常为 5～20 倍。

8. GSH 加样操作 按照表 4-7-2，设置空白管、标准管、测定管，溶液应按照顺序依次加入，并注意避免产生气泡。如果样品中的 GSH 浓度过高，可以减少样品用量或适当稀释后再进行测定。

表 4-7-2　空白管、标准管、测定管加样顺序

序号	加入物（ml）	空白管	标准管	测定管
1	蛋白质沉淀工作液	0.08	—	—
2	系列标准品（2～50μmol/L）	—	0.08	—
3	待测样品	—	—	0.08
4	GSH 检测工作液	1.6	1.6	1.6
5	室温或 25℃孵育 5min			
6	NADPH 工作液（0.12mg/ml）	0.4	0.4	0.4

GSH 检测：立即用分光光度计或自动生化分析仪于每处隔 2min 检测一次，空白管调零，共检测 6min（亦可加入 NADPH 工作液反应 6min 后检测，只检测 1 次），以检测其反应速率 $\Delta A/min$。

（吴菲菲　李淑娇）

第八节　线粒体膜电位检测

一、实 验 原 理

JC-1 是一种检测线粒体膜电位的理想荧光探针。在线粒体膜电位较高时，JC-1 聚集在线粒体的基质（matrix）中，形成聚合物，产生红色荧光；在线粒体膜电位较低时，JC-1 不能聚集在线粒体的基质中，此时 JC-1 为单体，产生绿色荧光。这样就可以通过荧光颜色的转变来检测线粒体膜电位的变化，常用红绿荧光的相对比例来衡量线粒体去极化的比例。线粒体膜电位检测试剂盒（JC-1 盒）是一种以 JC-1 为荧光探针，快速灵敏地检测细胞、组织或纯化的线粒体膜电位变化的试剂盒，可以用于早期细胞凋亡的检测。该试剂盒仅用于科研领域，不宜用于临床诊断或其他用途。

二、实 验 试 剂

羰基氰化氯苯腙（carbonyl cyanide 3-chlorophenylhydrazone，CCCP）、JC-1、细胞培养液等。

三、实 验 方 法

1. 配制 JC-1 染色工作液 根据实验需求配制合适用量工作液,如 6 孔板每孔所需 JC-1

染色工作液为 1ml，其他培养皿工作液用量依此类推。按照每 50μl JC-1（200×)加入 8ml 超纯水的比例稀释 JC-1。剧烈振荡充分溶解并混匀 JC-1，然后再加入 2ml 的 JC-1 染色缓冲液（5×)，混匀后即为 JC-1 染色工作液。

2. 设置阳性对照　推荐 CCCP（10mmol/L）按照比例加入细胞培养液中稀释，处理细胞。随后按照下述方法装载 JC-1,进行线粒体膜电位的检测。对于大多数细胞,通常 10μmol/L CCCP 处理 20min 后线粒体的膜电位会完全丧失，JC-1 染色后观察应呈绿色荧光；而正常的细胞经 JC-1 染色后应显示红色荧光。

3. 对于悬浮细胞

（1）取（1~6）×10^5 个细胞，重悬于 0.5ml 细胞培养液中，细胞培养液中可以含血清和酚红。

（2）加入 0.5ml JC-1 染色工作液，颠倒数次混匀。37℃细胞培养箱中孵育 20min。

（3）在孵育期间，按照 1ml JC-1 染色缓冲液（5×）加入 4ml 蒸馏水的比例，配制适量的 JC-1 染色缓冲液（1×)，并放置于冰浴中。

（4）37℃孵育结束后，600g，4℃离心 5min，沉淀细胞。弃上清，注意尽量不要吸除细胞。

（5）用 JC-1 染色缓冲液（1×）洗涤 2 次：加入 1ml JC-1 染色缓冲液（1×）重悬细胞，600g，4℃离心 5min，沉淀细胞，弃上清。再加入 1ml JC-1 染色缓冲液（1×）重悬细胞，600g，4℃离心 5min，沉淀细胞，弃上清。

（6）再用 JC-1 染色缓冲液（1×）重悬后，用荧光显微镜或激光共聚焦显微镜观察，也可以用荧光分光光度计检测或流式细胞仪分析。

4. 对于贴壁细胞

（1）吸除 6 孔板培养液，根据具体实验如有必要可以用 PBS 或其他适当溶液洗涤细胞一次，加入 1ml 细胞培养液。细胞培养液中可以含有血清和酚红。

（2）在孵育期间，按照 1ml JC-1 染色缓冲液（5×）加入 4ml 蒸馏水的比例，配制适量的 JC-1 染色缓冲液（1×)，并放置于冰浴中。

（3）孵育结束后，吸去上清，用 JC-1 染色缓冲液（1×）洗涤 2 次。

（4）加入 2ml 细胞培养液，培养液中可以含有血清和酚红。

（5）荧光显微镜或激光共聚焦显微镜下观察。

5. 对于纯化的线粒体

（1）把配制好的 JC-1 染色工作液再用 JC-1 染色缓冲液（1×）稀释 5 倍。

（2）5 倍稀释的 JC-1 染色工作液中加入总蛋白量为 10~100μg 纯化的线粒体。

（3）用荧光分光光度计或荧光酶标仪检测：混匀后直接用荧光分光光度计进行时间扫描，激发波长为 485nm，发射波长为 590nm。

（4）用荧光显微镜或激光共聚焦显微镜观察：方法同下面的步骤 6。

6. 荧光观测和结果分析　检测 JC-1 单体时可以把激发波长设置为 490nm，发射波长设置为 530nm;检测 JC-1 聚合物时,可以把激发波长设置为 525nm,发射波长设置为 590nm。如使用荧光显微镜观察，检测 JC-1 单体时可以参考观察其他绿色荧光时的设置，如观察 GFP 或 FITC 时的设置;检测 JC-1 聚合物时可以参考观察其他红色荧光,如碘化丙锭或 Cy3 时的设置。出现绿色荧光说明线粒体膜电位下降，并且该细胞很可能处于细胞凋亡早期。

出现红色荧光说明线粒体膜电位比较正常，细胞的状态也比较正常。

四、注意事项

1. JC-1（200×）应完全溶解混匀后使用，但应避免反复冻融。必须先把 JC-1（200×）用 ddH$_2$O 充分溶解混匀后，才可加入 JC-1 染色缓冲液（1×）。不可先配制 JC-1 染色缓冲液（1×）再加入 JC-1（200×），否则导致 JC-1 很难充分溶解，严重影响后续的检测。

2. 对于 6 孔板中的样品，本试剂盒共可以检测 100 个样品；对于 12 孔板中的样品，本试剂盒共可以检测 200 个样品。

3. 装载完 JC-1 后用 JC-1 染色缓冲液（1×）洗涤时，尽量使 JC-1 染色缓冲液（1×）保持在 4℃左右，此时的洗涤效果较好。

4. JC-1 探针装载完并洗涤后尽量在 30min 内完成后续检测，在检测前需冰浴保存。

5. 勿把 JC-1 染色缓冲液（5×）全部配制成 JC-1 染色缓冲液（1×），因为操作过程中需直接使用 JC-1 染色缓冲液（5×）。

6. 如 JC-1 染色缓冲液（5×）中有沉淀，必须全部溶解后才能使用，为促进溶解可以在 37℃水浴中加热。

7. CCCP 为线粒体电子传递链抑制剂，有一定毒性，请注意小心防护。

五、实 验 示 例

1. 实验材料 外周静脉血 2.5ml（EDTA 抗凝处理）。

2. 实验试剂 线粒体膜电位检测试剂盒（JC-1 盒）、无血清细胞培养液、0.1% PBS（pH 7.35）等。

3. 实验方法 白细胞线粒体膜电位检测的主要步骤：去除红细胞→染色→上机检测→分析数据。

（1）设置阳性对照（CCCP）、阴性对照（不染色）、样品组共三组，每组取外周血 200μl/管。

（2）每管加入 600μl 红细胞裂解液，冰浴 10min。

（3）600g，离心 3min，弃上清。

（4）无血清细胞培养液洗一次，500g，离心 3min，弃上清。

（5）阳性对照组：加入 10mmol/L CCCP，推荐按照 1：1000 稀释至 10μmol/L，处理细胞 20min[接（4）（5）（8）（10）]。

（6）阴性对照组：加入 100μl DMEM 重悬，加入 100μl JC-1 染色缓冲液（1×），CO$_2$ 培养箱中孵育 20min[转接（10）]。

（7）样品组：加入 100μl DMEM 重悬，加入 100μl JC-1 染色工作液，CO$_2$ 培养箱中孵育 20min。

注：提前配制好 JC-1 工作液、JC-1 染色缓冲液（1×），即每 50μl JC-1（200×）加入 8ml 超纯水的比例稀释 JC-1。剧烈涡旋充分溶解并混匀 JC-1。然后再加入 2ml JC-1 染色缓冲液（5×），混匀后即为 JC-1 染色工作液。按照每 1ml JC-1 染色缓冲液（5×）加入 4ml

蒸馏水的比例，配制适量的 JC-1 染色缓冲液（1×）。

（10）600g，离心 3min，弃上清。

（11）JC-1 染色缓冲液（1×）清洗，600g，离心 3min，弃上清（重复 1 次）。

（12）加入 200μl JC-1 染色缓冲液（1×），放置冰上。

（13）上机检测，应用补偿（活力细胞与诱导凋亡细胞作补偿）。

4. 实验结果　PE 与 FITC 通道检测。

流式细胞仪需要提前 15min 开机预热自检。

先检测阴性对照组，设置 FITC/PE 电压，三种细胞分群（中性粒细胞、单核细胞、淋巴细胞），结果见图 4-8-1～图 4-8-4。

5. 注意事项

（1）要控制检测时间，防止时间过久细胞凋亡，实验时间要控制在 2h 以内。

（2）上机检测时要有无色透明液体重悬细胞（PBS、JC-1 染色缓冲液），防止对结果产生影响。

（3）红细胞裂解要彻底，待管内液体变清澈透亮时，说明裂解完成。

（4）离心时注意离心速率，防止离心速率过大导致细胞破碎。

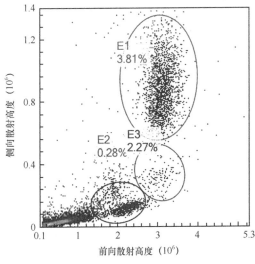

门	计数	%AII	中位数 X	中位数 Y
AII	50 000	100.00%	339 618	20 244
E1	1907	3.81%	3 074 833	871 881
E2	139	0.28%	3 013 043	312 974
E3	1135	2.27%	2 119 874	122 417

图 4-8-1　外周血白细胞各亚群百分比

E1：中性粒细胞，E2：单核细胞，E3：淋巴细胞，下面对应着每种细胞数量，细胞数占总数（50 000）的百分比，圈出的每群细胞单独创建不同类型的图（散点图、柱形图等），设置不同的横纵坐标

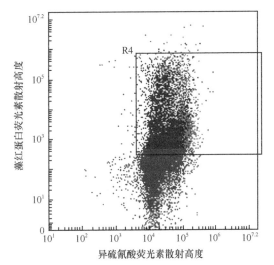

图 4-8-2　线粒体膜电位变化

方框中标记的表示从 E1 中性粒细胞中分离出的膜电位高的细胞 R4。横坐标代表绿色荧光，纵坐标代表红荧光，在线粒体膜电位较高时，JC-1 产生红色荧光；在线粒体膜电位较低时，JC-1 产生绿色荧光。通过荧光颜色的转变来检测线粒体膜电位的变化，常用红绿荧光的相对比例来衡量线粒体去极化的比例

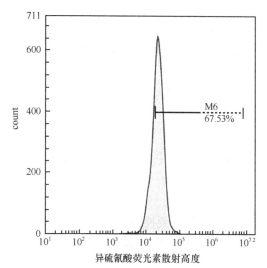

图 4-8-3　线粒体膜电位较低时的细胞数变化

count，代表细胞数。横坐标代表绿色荧光，即 JC-1 聚集在线
粒体的基质中，形成聚合物

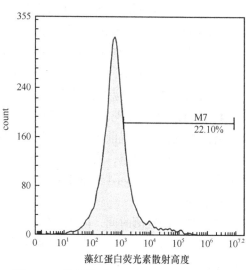

图 4-8-4　线粒体膜电位较高时的细胞数变化

count，代表细胞数。横坐标代表红色荧光，即 JC-1 不能聚集
在线粒体的基质中，此时 JC-1 为单体

（吴菲菲　李　泽　陈京浩）

参 考 文 献

陈煦, 陆定贵. 2021. 荧光原位杂交检测 HER-2 基因扩增和免疫组化技术检测 C-erbB-2 蛋白表达情况的比
　　较. 河北医学, 27(8): 1290-1294.

段萃娟, 凌爱琴, 张翠, 等. 2021. 流式细胞仪检测外周血淋巴细胞亚群的常见问题及其解决方案. 武警医
　　学, 32(10): 832-835.

何灵, 那皮沙·居热提, 刘祥冉, 等. 2022. IL-25 在旋毛虫 ES 抗原刺激小鼠小肠中的影响. 中国人兽共患病
　　学报, 38(3): 247-251.

黄丽, 陈炳坤, 莫燕漩, 等. 2021. 两种固定液在小鼠睾丸组织 HE 及免疫组织化学染色中的固定效果比较.
　　中国组织化学与细胞化学杂志, 30(5): 472-476.

寇卜心, 柴梦音, 豆双双, 等. 2022. p53 凋亡刺激蛋白2基因肝脏条件性敲除小鼠的构建和鉴定. 实用肝脏
　　病杂志, 25(2): 170-174.

李霞. 2021. 线粒体动力学原理及应用. 北京: 化学工业出版社.

林培森, 田磊, 肖季婷, 等. 2020. 全组织包埋免疫荧光染色技术与激光散斑血流成像仪技术在小鼠耳跨区
　　皮瓣动物模型研究中的应用. 中华整形外科杂志, 36(7): 802-809.

凌凤, 阮思蓓, 唐晓琴, 等. 2021. 前脑特异性 CCKR-2 双转基因小鼠的繁育及基因鉴定. 现代生物医学进
　　展, 21(20): 3841-3844.

史洺, 张紫娟, 郝莉, 等. 2022. APP/PS1 双转基因小鼠鉴定及生物学功能研究. 河南大学学报(自然科学版),
　　52(1): 64-72.

孙大鹏, 李东芳, 孔倩倩, 等. 2021. 活体共聚焦显微镜诊断角膜后部真菌感染与病理诊断的比较研究. 眼
　　科学报, 36(8): 607-614.

孙炎, 苟继周, 李晓星, 等. 2021. 多组织蜡块在常规 HE 染色中的质控作用. 临床与实验病理学杂志,
　　37(12): 1504-1505.

吴丽娟. 2021. 流式细胞术临床应用. 北京: 人民卫生出版社.

徐建江, 乐琦骅, 洪佳旭, 2021. 眼表活体共聚焦显微镜图谱. 北京: 人民卫生出版社.

许佳玲, 罗剑文, 钟创光, 等. 2021. 激光扫描共聚焦显微镜的技术培训探索. 电子显微学报, 40(1): 74-77.

朱孟敏, 刘玲玲, 牛博文, 等. 2022. 人血管紧张素转化酶 2(ACE2)BAC 转基因小鼠模型的制备及鉴定. 中
　　国实验动物学报, 30(2): 230-238.

DE WIJS L E M, NGUYEN N T, Kunkeler A C M, et al. 2020. Clinical and histopathological characterization of
　　paradoxical head and neck erythema in patients with atopic dermatitis treated with dupilumab: a case series. Br
　　J Dermatol, 183(4): 745-749.

ELLIOTT A D. 2020. Confocal microscopy: principles and modern practices. Curr Protoc Cytom, 92(1): e68.

GUIDA F, DE GREGORIO D, PALAZZO E, et al. 2020. Behavioral, biochemical and electrophysiological
　　changes in spared nerve injury model of neuropathic pain. Int J Mol Sci, 21(9): 3396.

GUO R, MA L, BAI X, et al. 2021. A scoring method for immunohistochemical staining on Ki67. Appl
　　Immunohistochem Mol Morphol, 29(3): e20-e28.

JONKMAN J, BROWN C M, WRIGHT G D, et al. 2020. Tutorial: guidance for quantitative confocal microscopy.
　　Nat Protoc, 15(5): 1585-1611.

LV W, JIN J, XU Z, et al. 2020. LncMGPF is a novel positive regulator of muscle growth and regeneration. J
　　Cachexia Sarcopenia Muscle, 11(6): 1723-1746.

PILLAI-KASTOORI L, HEATON S, SHIFLETT S D, et al. 2020. Antibody validation for Western blot: by the user, for the user. J Biol Chem, 295(4): 926-939.

SEABERG B L, PURAO S, RIMER M. 2022. Validation of terminal Schwann cell gene marker expression by fluorescent in situ hybridization using RNAscope. Neurosci Lett, 771: 136468.

WANG Y, SHI Y, HUANG Y, et al. 2020. Resveratrol mediates mechanical allodynia through modulating inflammatory response via the TREM2-autophagy axis in SNI rat model. J Neuroinflammation, 17(1): 311.

ZHAO L, ZHAO J, ZHANG Y, et al. 2021. Generation and identification of a conditional knockout allele for the PSMD11 gene in mice. BMC Dev Biol, 21(1): 4.